BARBARA
SIMONSOHN

Power
Samen
Sesam

Das nährstoffreiche Kraftpaket

Schirner Verlag

Die Ratschläge in diesem Buch sind sorgfältig erwogen und geprüft. Sie bieten jedoch keinen Ersatz für kompetenten medizinischen Rat, sondern dienen der Begleitung und der Anregung der Selbstheilungskräfte. Alle Angaben in diesem Buch erfolgen daher ohne Gewährleistung oder Garantie seitens der Autorin oder des Verlages. Eine Haftung der Autorin bzw. des Verlages und seiner Beauftragten für Personen-, Sach- und Vermögensschäden ist ausgeschlossen.

Dieses Buch enthält Verweise zu Webseiten, auf deren Inhalte der Verlag keinen Einfluss hat. Für diese Inhalte wird seitens des Verlages keine Gewähr übernommen. Für die Inhalte der verlinkten Seiten ist stets der jeweilige Anbieter oder Betreiber der Seiten verantwortlich.

Wir verzichten auf das Einschweißen unserer Bücher – **UNSERER UMWELT ZULIEBE!**

ISBN Printausgabe 978-3-8434-1534-7
ISBN E-Book 978-3-8434-6516-8

Barbara Simonsohn:
Power-Samen Sesam
Das nährstoffreiche Kraftpaket

Umschlag: Anna Twele &
Anna Katharina Berg, Schirner,
unter Verwendung von # 388012984
(© baibaz), # 650866774 (© kariphoto)
und # 1813553908 (© The KonG),
www.shutterstock.com
Layout: Anna Katharina Berg, Schirner
Lektorat: Noémi Fekete &
Bastian Rittinghaus, Schirner
Printed by: Ren Medien GmbH, Germany

www.schirner.com

1. Auflage April 2023

Inhalt

Sesam – der Alleskönner

Wer kennt nicht den Spruch »Sesam, öffne dich« aus »1001 Nacht«? Doch welch großes Potenzial in den kleinen Samen steckt, ist wahrscheinlich den wenigsten bekannt. Mit diesem Buch möchte ich Ihnen die Augen für diese wunderbare, geheimnisvolle Pflanze öffnen: für ihre Geschichte und ihre gesundheitlichen Vorzüge, sodass Sie Sesam gar nicht mehr missen wollen. Um die »Schätze« des Sesams wussten bereits vor Tausenden Jahren die Begründer der altindischen Ayurveda-Lehre und der Traditionellen Chinesischen Medizin (TCM) sowie die Medizinmänner Afrikas, und bis zum heutigen Tag werden die Samen in der Volksmedizin eingesetzt.

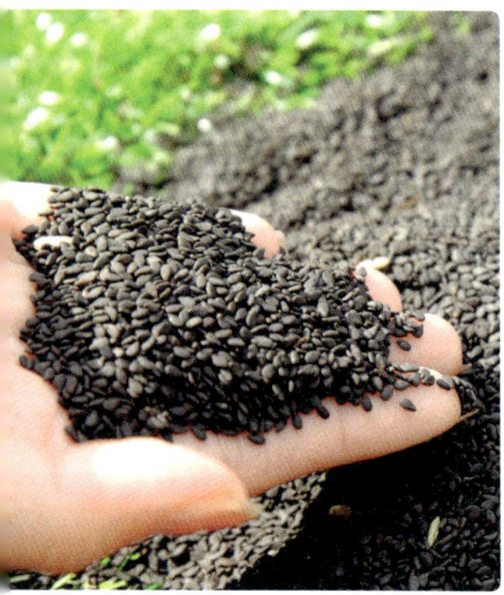

Sesamsamen haben einen angenehmen, nussigen Geschmack und sind daher nicht nur auf den Brötchen von Fast-Food-Ketten beliebt, sondern verfeinern auch Knäckebrot, diverse Hauptgerichte oder Nachspeisen. Ihre Inhaltsstoffe wie die Aminosäure

Alle Angaben werden vertraulich behandelt.
* Der Newsletter kann jederzeit abbestellt werden.

Name/Vorname: ______________________________

Straße: ______________________________

PLZ, Ort: ______________________________

Telefon: ______________________________

E-Mail: ______________________________

Geburtsdatum: ______________________________

Bitte senden Sie mir:

- ☐ weitere Informationen aus dem Schirner Verlag
- ☐ den Schirner Newsletter (nur als E-Mail*)
- ☐ das SPIRIT live & Schirner Magazin

Diese Karte entnahm ich dem Buch:

____

Würden Sie dieses Buch weiterempfehlen?

____

Vielen Dank!

Bitte freimachen, falls Marke zur Hand ❤

Antwort

Schirner Verlag
Birkenweg 14a
D-64295 Darmstadt

Methionin, hochwertiges Öl, Ballaststoffe, Calcium, die Phytoöstrogene Lignane, Vitamin E und Phytosterole machen Sesamsamen zu kleinen Power-Paketen mit vielfältigen Gesundheitsvorzügen. Sie stärken unsere Widerstandskraft gegenüber Oxidation und Krebs und senken einen zu hohen Blutdruck und Cholesterinspiegel. Daher ist die älteste Ölfrucht der Menschheit in der heutigen Zeit der Zivilisationskrankheiten aktueller denn je.
Sesam wirkt nicht nur therapeutisch, sondern dient auch der Prophylaxe und versorgt uns reichlich mit wichtigen Vitalstoffen, die unsere Gesundheit schützen und uns Energie schenken. Hippokrates (ca. 460–370 v. Chr.) forderte, dass unsere Nahrungsmittel auch unsere Heilmittel sein sollten. Für kaum eine andere Pflanze ist dieses Postulat so zutreffend wie für den Sesam, gerade in Zeiten, in denen immer mehr Menschen ihren Glauben an die Produkte der Pharmaindustrie verlieren oder sich diese nicht mehr leisten können.

Angesichts der Klimaerwärmung ist Sesam die ideale Nutzpflanze, weil er bei hohen Temperaturen und Trockenheit bestens gedeiht. Er braucht keinen Dünger und keinen Pflanzenschutz und ist somit sehr gut für den Anbau in den Tropen und Subtropen geeignet. Aber auch in unserer Klimazone wird Sesam bei Hobbygärtnern und Balkonbesitzern immer beliebter. Dennoch wird er von Ernährungswissenschaftlern bisweilen noch als »vernachlässigte« und »zu wenig genutzte« Ölfrucht bezeichnet, manchmal sogar als »Waisenkind der Landwirtschaft«. Möge dieses Buch zur Renaissance dieser Power-Pflanze beitragen, deren Kräfte und Eigenschaften wir in meinen Augen gerade in diesen bewegten Zeiten dringend brauchen.

Die geballte Kraft der Samen

Samen sind die Essenz des Lebens und ein Konzentrat von Supernährstoffen. Sie warten nur darauf, mit Erde, wärmendem Sonnenschein und Leben spendendem Wasser in Berührung zu kommen, damit sie keimen können. In jedem Samen findet sich die Blaupause einer neuen Pflanze sowie auch die nötigen Nährstoffe, um Wurzeln, einen Stamm, Blüten und Blätter auszubilden.

Kein Wunder, dass die höchste Konzentration an wichtigen Vitalstoffen in den Samen der Pflanze steckt! Diese hat viel Energie aufgewendet, um die Samen mit ihrem Leben spendenden Keim zu bilden und ihnen eine Kraftreserve als Starthilfe mitzugeben. Darunter befinden sich auch Abwehrstoffe wie Polyphenole, die den Spross vor Viren, Pilzen und Bakterien schützen. Auch jene geben die Samen an Mensch und Tier weiter. Essen Sie also die Samen von Äpfeln, Birnen, Weintrauben und Melonen ruhig mit, denn sie sind kleine Power-Pakete!

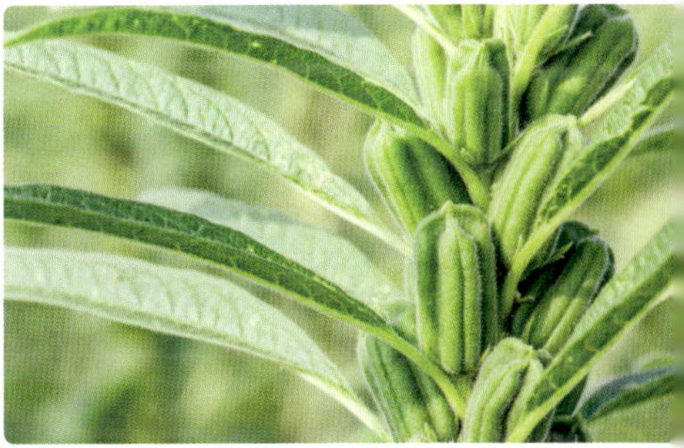

David Wolfe schreibt in seinem Buch »Die Sonnen-Diät«, dass diejenigen Samen am besten für unsere Gesundheit sind, die wie Sesam mehr Fett als Eiweiß enthalten. In Sesamsamen finden sich vor allem einfach und mehrfach ungesättigte und essenzielle Fettsäuren im Verbund mit Antioxidantien, um der Oxidation der sensiblen Fette entgegenzuwirken. Die Samenhülle enthält besonders viele Antioxidantien, weil sie den Keim und das Fruchtfleisch schützt. Samen wie Sesam liefern nicht nur lebenswichtige essenzielle Fettsäuren, früher als »Vitamin F« bekannt, sondern auch eine Vielzahl von Vitaminen, Mineralstoffen, Proteinen und Pflanzenbegleitstoffen von herausragender Qualität. Fetthaltige Samen wie Sesam wirken antioxidativ, neutralisieren Umweltgifte, liefern Dauerbrennstoff für die Kraftwerke der Zellen, fördern die Aufnahme von Mineralstoffen wie Calcium und unterstützen den Transport der fettlöslichen »EDEKA«-Vitamine A, D, E und K zum Gewebe. Ihre Fette wirken stimmungsaufhellend, da sie als Bausteine für Neurotransmitter wie Dopamin und Serotonin dienen.
Der Biophysik-Professor Fritz Albert Popp macht in seinem Buch »Die Botschaft der Nahrung« darauf aufmerksam, dass die Biophotonen, die alle Lebewesen als ordnende Lebenskräfte ausstrahlen, in den Knospen und Samen der Pflanze besonders konzentriert enthalten sind. Unsere Vorfahren aus

der Frühzeit ernährten sich vorwiegend von Lebensmitteln mit einer hohen Konzentration an lebenden Makromolekülen wie Knospen, Wurzelspitzen, Samen, Nüssen, Früchten, Knollen und Blättern. An diese »Urnahrung« sind wir genetisch angepasst.
In ursprünglichen, also unverarbeiteten Lebensmitteln wie Chia, Hanf oder Sesam liegen die Vitalstoffe in geballter Form vor und wirken synergetisch, das heißt, die einzelnen Inhaltsstoffe verstärken ihre Wirkung gegenseitig. Eine wahre Sinfonie der Nährstoffe!

Gerade in der heutigen Zeit leiden viele Menschen an Erschöpfung und Energiemangel und fühlen sich, als stünden sie kurz vor einem Burn-out. Der Mensch lebt nicht vom Brot allein, wird nicht nur von Materie genährt, sondern auch von Schwingung bzw. feinstofflicher Energie. Ursprüngliche Samen schenken uns Lebenskraft, die wir in Form von mehr Vitalität, Kreativität, Durchsetzungsvermögen und Tatkraft erleben können. Mit Superfoods wie Sesam stärken wir unsere körperliche Widerstandsfähigkeit sowie unsere Resilienz und wappnen uns für herausfordernde Zeiten.

Sesam, die Pflanze der Superlative

- Sesam besitzt das perfekte **Aminosäurenprofil** mit allen essenziellen und nicht-essenziellen Aminosäuren.
- Sesam enthält 6-mal so viel **Calcium** wie Kuhmilch.
- Sesam hat das **perfekte Verhältnis von Calcium zu Magnesium** zur Einlagerung von Calcium in die Knochen.
- Sesam enthält mehr **Selen** als jede andere Ölfrucht.
- Sesam beinhaltet mehr **Ballaststoffe** als die meisten anderen Ölfrüchte.
- Sesam ist eine hervorragende **Eisenquelle.**
- Sesam gehört zu den Pflanzen mit dem größten Gehalt an **Vitamin E,** und das in ihm enthaltene Vitamin E ist besonders gesund.
- Sesam enthält 3-mal so viel der antioxidativ wirkenden Phytoöstrogene **Lignane** wie Sojabohnen, mehr als doppelt so viel wie die lignanhaltigsten Nüsse und 3-mal mehr als Leinsamen. Darunter befinden sich ganz einzigartige Lignane wie Sesamol und Sesamolin.
- Sesam enthält mehr Cholesterin senkende **Phytosterine** als jede andere Pflanze.
- Sesam ist der **Antioxidantien-Star** unter den Ölfrüchten.

Zur Geschichte der ältesten Ölpflanze der Welt

Sesam ist die älteste Ölpflanze der Welt. Ihre Nutzung reicht bis ins 3. Jahrtausend v. Chr. zurück, wie Funde von Sesam als Grabbeigabe entlang des Indus, des längsten Flusses des indischen Subkontinents, beweisen.[1] In älteren Büchern steht, die Pflanze komme ursprünglich aus Afrika. Manche Forscher gehen bis heute davon aus, dass ihr Ursprung im heutigen Äthiopien liegt, obwohl die allgemeine Lehrmeinung besagt, dass Sesam aus dem nordwestlichen Indien und dem pakistanischen Punjab, der Malabarküste, stammt. Sein lateinischer Name *Sesamum indicum L.* spielt auf diesen Ursprung an. Die ältesten Hinweise zum Anbau und zur Verwendung von Sesam als Heil- und Nahrungsmittel lassen sich in den indischen Veden finden, der ältesten Textsammlung der Menschheit. *Taila,* die Bezeichnung für Öl aus dem Sanskrit, stammt von dem Begriff für Sesam, *tila.*[2] Die schwarze Wildform des Sesams lässt sich in Indien immer noch finden. Von dort verbreitete sich die Pflanze über das Industal nach Westen.

1 Vgl. Petra Kolip: Sesam. = Kleine Gourmandise Nr. 40. Mandelbaum 2021, S. 6–7.

2 Vgl. Shubhashree Das, Rudra Narayan Sahoo und Bijaya bharati Sahoo: Pharmaceutico-analytical evaluation of sesame oil. Lambert Academic Publishing 2020, S. 2.

In Mesopotamien wurde Sesamöl bereits ca. 2500 v. Chr. verwendet. Ihre Wertschätzung für Sesam verewigten die Babylonier in Keilschrift auf einer Tontafel: »Mit Sesam würzen die Götter.« Im babylonischen Schöpfungsepos »Enuma elisch« stärkte sich der junge Göttersohn Marduk vor dem Kampf gegen den Chaosdrachen mit Sesam gewürztem Wein. Derart gekräftigt, besiegte er ein Heer von Drachen und anderen Ungeheuern. In einer assyrischen Sage tranken die Götter Sesamwein, bevor sie die Welt erschufen.

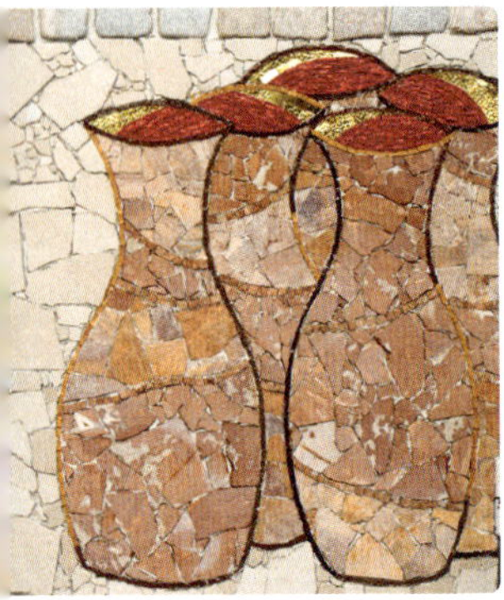

Die Chinesen verbrannten 2500 v. Chr. Sesamöl, um daraus Ruß für die Herstellung von Tinte zu gewinnen. Im Grab des 1323 v. Chr. verstorbenen Tutanchamun wurde Sesam als Grabbeigabe gefunden.

Die alten Griechen verehrten die Sesampflanze als fruchtbarkeitsfördernd, eine Wirkung, die ihr auch die Ayurveda-Lehre zuschreibt. Soldaten verwendeten damals Sesam als energiereiche Notration. Außerdem wurde Sesamöl zur Salbung bei Geburten eingesetzt. In Homers Ilias reibt die schöne Helena, Schützerin der Ehe und der Geburten, ihre Haut mit Sesamöl ein, bevor sie den Göttervater Zeus verführt. Der berühmte Arzt der Antike Dioskurides pries Sesam als Heil- und Schönheitsmittel.

Bereits im mittelalterlichen Kräuterbuch »Hortus sanitatis« wird Sesam erwähnt. Marco Polo wurde im 13. Jahrhundert in Afghanistan auf Sesamöl aufmerksam, entdeckte seine Liebe zum »köstlichsten Öl der Welt« und trug viel zu seiner Verbreitung in Europa bei.[3] In Deutschland ist Sesam spätestens seit dem 15. Jahrhundert bekannt und lässt sich auch im Wörterbuch der Brüder Grimm aus dem Jahr 1854 finden. Afrikanische Sklaven brachten die Pflanze im 17. Jahrhundert nach Nordamerika. In den amerikanischen Südstaaten wird Sesam bis zum heutigen Tag »Benne« genannt, ein Begriff, der den Bantusprachen entstammt. Im 19. Jahrhundert war Sesamöl dort ein beliebtes Salat- und Bratöl. Ab den 1940er-Jahren wurde fetthaltigeres Saatgut gezüchtet, aus dem ein Öl mit milderem Aroma gewonnen wurde. Die ursprünglichen Benne-Samen sind intensiver im Geschmack und haben eine Umami-Note, die den heutigen Ölen meist fehlt. Das Öl aus der ursprünglichen Benne-

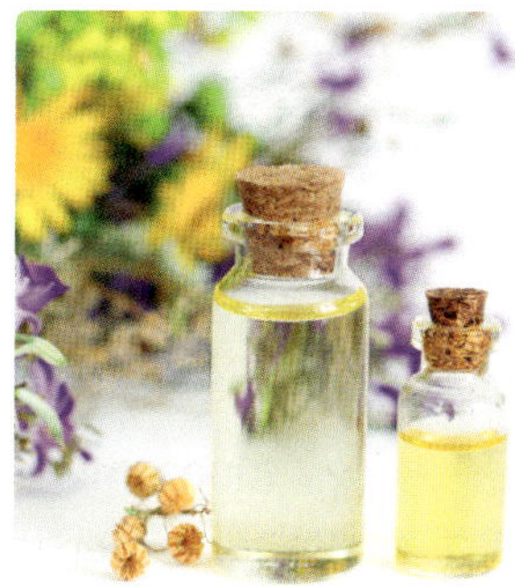

3 Vgl. Petra Kolip: Sesam. S. 7–9.

Pflanze wurde vom Verein »Slow Food« als »Passagier« in das Projekt »Arche des Geschmacks« aufgenommen, in dem bedeutsame Lebensmittel vor dem Vergessen geschützt werden.[4] Heute wird Sesam in allen tropischen und subtropischen Gegenden der Welt angebaut. Den größten Anteil der Weltproduktion deckt Indien mit einer Anbaufläche von 40 %, einer Anbaumenge von rund 30 % und einer Exportmenge von 40 % ab.[5]

Zur Botanik

Auch Sie kennen sicherlich den Satz »Sesam, öffne dich« aus »Ali Baba und die 40 Räuber«, der 270. Geschichte in der Erzählsammlung »1001 Nacht«. Im arabischen Original lautet der Spruch »Iftah ya simsim«, mit dem Ali Baba das Felsentor zur Schatzkammer öffnet, in der die Räuber den Schatz aufbewahren. Forscher bringen diesen Satz mit den Reifestadien der Sesamsamen in Zusammenhang. Der richtige Zeitpunkt der Ernte muss abgepasst werden: Wird zu früh geerntet, sind die Samen noch nicht reif, und die Kapseln bleiben geschlos-

4 www.fondazioneslowfood.com/en/ark-of-taste-slow-food. (Stand: 21.03.23)

5 Vgl. Shubhashree Das u. a.: Pharmaceutico-analytical evaluation of sesame oil. S. 7.

sen. Wird zu spät geerntet, kann ein Teil des Ertrags verloren gehen.[6] Die Reife tritt sehr ungleichmäßig ein. Deshalb ist die Ernte herkömmlicher Sorten aufwendig. Seit einigen Jahren gibt es jedoch Züchtungen, die eine maschinelle Ernte ermöglichen, da ihre Samenkapseln nicht von selbst aufspringen. Im Bio-Anbau wird weiterhin auf traditionelle Sorten und Handarbeit Wert gelegt. Da Sesam die Entwicklung von Nematoden, Schädlingen, die Pflanzen und Boden befallen, hemmt, wird er bevorzugt als Vorfrucht von anderen Saaten wie Baumwolle angepflanzt.

Der heute angebaute Sesam *Sesamum indicum L.* stammt von den indischen und pakistanischen Wildformen *Sesamum malabaricum* oder *Sesamum mulayanum* ab. Sie gehören zur Familie der Sesamgewächse *(Pedaliaceae)*, die etwa 50 Arten umfasst und im Südosten Afrikas, im Vorderen Orient, in Indien sowie Mittel- und Südamerika verbreitet ist. Sesam verträgt selbst sengende Hitze gut und überlebt, wenn die Pflanzen erst einmal groß genug sind und tiefe Wurzeln entwickelt haben, auch Dürren.

Im Jahr 2018 wurden laut FAO (Food and Agriculture Organization of the United Nations) weltweit mehr als 6 Millio-

6 Einige Forscher deuten den Satz auch erotisch, weil Sesam als Fruchtbarkeitssymbol gilt und mit den primären Geschlechtsorganen der Frau assoziiert wird. »Sesam, öffne dich« wäre somit eine Aufforderung zum Geschlechtsverkehr.

nen Tonnen Sesam angebaut und der größte Teil davon zu Öl verarbeitet. Der dabei anfallende Presskuchen wird als Viehfutter verwendet oder zu Mehl für die Herstellung von Gebäck vermahlen. Auch in Europa wird Sesam angebaut: vor allem in Griechenland, Italien und Nordmazedonien. Im weltweiten Vergleich werden dort allerdings nur geringe Mengen produziert.

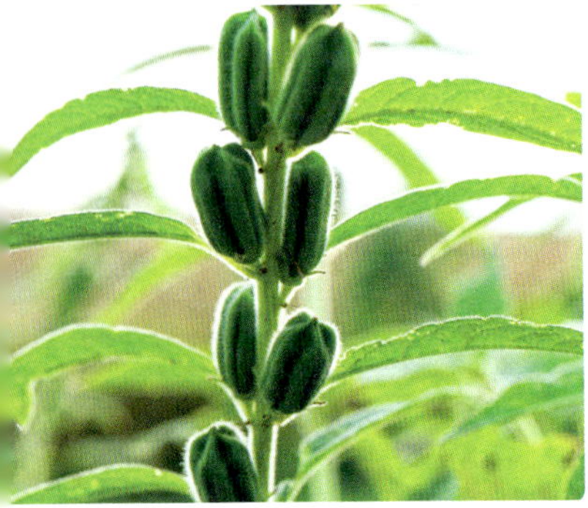

Die Sesampflanze braucht viel Wärme. Bei Temperaturen unter 10 °C stellt sie die Keimung und das Pflanzenwachstum ein. Sie hat nur geringe Anforderungen an die Bodenqualität und braucht daher keinen Dünger. Aufgrund dieser Eigenschaft gedeiht Sesam auch auf nährstoffarmen Böden, auf denen sonst kaum eine andere Pflanze wächst.

Vom ersten Austrieb bis zur Blüte wächst die Pflanze sehr langsam. Bis die Fruchtkörper reif sind, vergehen 4 Monate. Die Kapselfrüchte sind oval und länglich und enthalten etwa 70 weiße, gelbweiße, rötliche, bräunliche oder schwarze Samen, die bis zu 3 mm lang und etwa 1,5 mm breit sind. Sobald sich die ersten Kapseln öffnen, werden die Pflanzen aus der Erde gezogen oder gemäht und dann getrocknet. Danach werden sie über Tüchern ausgeschüttelt, damit sich die restlichen Samen lösen. Dann drischt man die Samen aus und trocknet sie. 1 kg Sesam enthält etwa 300 000 Samenkörner und reicht für 300 ml Öl. Wird der Sesam nicht geerntet, dient er als Nahrung für Singvögel, Wachteln und Tauben.

Die Sesampflanze ist einjährig und krautig. Je nach Sorte und Wachstumsbedingungen wächst sie unterschiedlich hoch und kann von 10 cm–1,80 m hoch werden. Ihre Pfahlwurzel ragt tief in die Erde hinein und ist stark verzweigt. Im unteren Teil der Pflanze sind die Blätter breiter und laufen vorn spitz zu. Weiter oben sind die Blätter lanzettförmig, also schlank und länglich, und befinden sich an kürzeren Stängeln. Der Blütenkelch erinnert an ein kleines Füllhorn und ähnelt der Blüte des Fingerhuts und des Salbeis. Die Blüten sind weiß bis purpur gefärbt, manchmal auch gelb und rosa. Die Blütenblätter sind von einem weißen Flaum überzogen. Meist sind drei Blüten aneinandergereiht, von denen nur eine vollständig heranreift. Sind die Pflanzen weit verzweigt, können sie bis zu 20 Blüten gleichzeitig tragen.

Aufgrund ihrer Genügsamkeit und Pflegeleichtigkeit sowie ihrer hohen Konzentration an wertvollen Vitalstoffen wie

Proteinen und Fetten ist die Sesampflanze in meinen Augen die ideale Nutzpflanze für warme Länder und kann einen wichtigen Beitrag zur Ernährungssicherheit ihrer Bevölkerung leisten. Wenn die Klimaerwärmung fortschreitet, kann Sesam vielleicht auch in deutschen Gegenden, die von der sommerlichen Trockenheit besonders betroffen sind, angebaut werden, beispielsweise in Brandenburg. Bei den positiven Eigenschaften der Pflanze und ihrem Gesundheitswert erstaunt, dass für ihre Erforschung nur wenig Gelder aufgebracht werden.[7]

Sesam im Eigenanbau

Obgleich sich der kommerzielle Anbau von Sesam in Mitteleuropa (noch) nicht lohnt, können Sie versuchen, Sesam in Ihrem heimischen Garten anzupflanzen. Das Saatgut ist in Deutschland erhältlich, z.B. über www.kraeuter-und-duftpflanzen.de. Sesam wächst platzsparend und hat wunderschöne große Blüten. Im März können Sie die Pflanze im Haus vorziehen und ab Mai an sonnigen Stellen auspflanzen.

Besorgen Sie das Saatgut im Februar oder März, und lassen Sie die Samen drinnen bei 20–25 °C, z.B. auf der Heizung oder

7 Vgl. Dorothea Bedigian: Sesame – The genus Sesamum. = Medicinal and Aromatic Plants – Industrial Profiles Band 48, CRC Press 2010, S. 23.

dem Kühlschrank, keimen. Säen Sie die Samen auf Jungpflanzenerde aus, und bedecken Sie sie mit 1 cm Erde. Sorgen Sie dafür, dass das Substrat durchgängig feucht, aber nicht nass ist. Ist es draußen 20 °C warm, können Sie die Pflanzschale vorerst für einige Stunden täglich nach draußen stellen. Setzen Sie die Pflanzen schließlich in einem Abstand von 40 cm zueinander ins Beet oder in einen Kübel mit ausreichender Tiefe und einem Fassungsvermögen von mindestens 20 l. Gehen Sie beim Umtopfen behutsam vor, damit die empfindliche Pfahlwurzel der Pflanze nicht beschädigt wird. Sind die Pflanzen im Freiland, können Sie die Wasserzufuhr reduzieren, da sie aufgrund ihrer schützenden Wachsschicht sehr gut mit hohen Temperaturen zurechtkommen. Hängen die Blätter schlaff hinunter, muss Ihr Sesam gegossen werden.

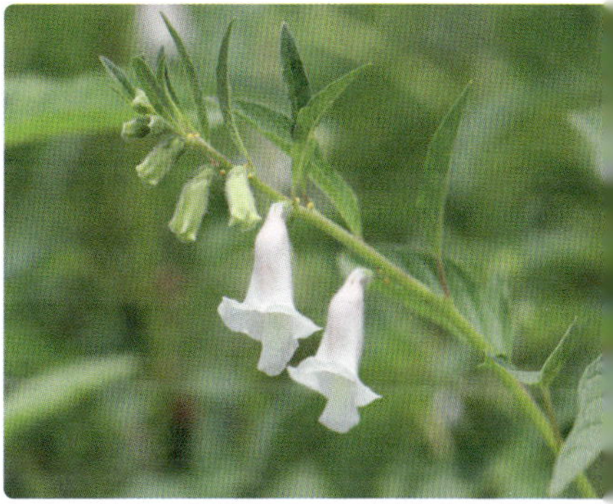

Der richtige Erntezeitpunkt ist wichtig. Wenn sich der erste Fruchtkörper braun verfärbt und öffnet, ist es so weit. Schneiden Sie dann die Kapseln ab, und trocknen Sie sie. Legen Sie sie in einen Baumwollbeutel, und schlagen Sie ihn auf den Tisch, damit die Samen sich von der Fruchthülle lösen. Reinigen Sie die Samen danach durch Pusten oder mit einem Föhn. Weitere Informationen zum Anbau von Sesam finden Sie hier: www.hausgarten.net/sesam-steckbrief-verwendung.

Die Inhaltsstoffe von Sesam und Sesamöl

Wir »verhungern« fast alle an vollen Töpfen. Nur knapp 10 % der Männer und 14 % der Frauen erreichen in Deutschland das offiziell proklamierte Ziel, täglich 5 Portionen Gemüse und Obst zu essen.[8] Dabei ist diese Empfehlung mittlerweile schon überholt. Ideal sind nicht 5, sondern 10 Portionen Obst und Gemüse täglich, insgesamt ca. 400 g, Säfte nicht eingerechnet, kombiniert mit hochwertigen Ölen wie dem aus Sesam. Forscher des Imperial College London hatten 2017 95 Studien mit mehr als 2 Millionen Probanden ausgewertet. Die vorzeitige Sterblichkeit von Menschen, die täglich 10 Portionen Obst und Gemüse essen, ist um 42 % niedriger als von denen, die die geringsten Mengen davon zu sich nehmen.[9]

Aufgrund falscher Züchtungsziele, verarmter Böden und langer Transportwege nimmt die Vitalstoffdichte unserer Lebensmittel schon seit Jahrzehnten rapide ab.[10] Da wir meilen-

8 Vgl. o. V.: 5 x Obst und Gemüse. In: »Focus« vom 03.03.2015.

9 Vgl. Dagfinn Aune u. a.: Fruit and vegetable intake and the risk of cardiovascular disease, total cancer and all-cause mortality. In: »International Journal of Epidemiology« Vol. 46, Issue 3, Juni 2017, S. 1029–1056.

10 Vgl. o. V.: Von wegen »ein Apfel täglich«! In: »Bio« Nr. 4/89.

weit von einer optimalen Ernährung entfernt sind, empfehle ich die Einnahme eines Vitalstoffpräparats, z. B. von LaVita, das aus 70 Gemüse- und Obstsorten aus Wildsammlung oder Bio-Anbau hergestellt wird und nur 80 Cent pro Tag kostet und das auch von Neurobiologie-Professor Gerald Hüther zur Demenz-Prophylaxe empfohlen wird.[11]

Auch Sesam eignet sich zur Optimierung der Ernährung, denn er weist eine beeindruckende Vitalstoffdichte auf: mit hochwertigem Öl, viel Eiweiß, Mineralstoffen, Spurenelementen in Fülle, Antioxidantien, die ausschließlich in Sesam vorhanden sind, und Phytosterinen mit Herzschutzwirkung. Er macht fit, füllt die Energiereserven und die Mineralstoffdepots auf, regt die Gehirn- und Nerventätigkeit an und liegt nicht wie ein Stein im Magen, sondern ist leicht verdaulich. Die schwarzen, ursprünglicheren Samen weisen einen noch höheren Nährwert auf als die weißen oder goldgelben. Die angegebenen Werte in den folgenden Kapiteln beziehen sich auf weißen Sesam und sind der Website der »USDA«, der Datenbasis der US-amerikanischen Regierung, entnommen.

---

11 Vgl. Dr. Harald Hüther: Demenz & Vergesslichkeit. Auf: www.naturheilkompass.de. Das Vitalstoffpräparat LaVita lässt sich bei Prof. Dr. Eric Anders unter dr-med-eric-anders.business.site beziehen. Eine Beratung von Herrn Anders ist per E-Mail eric.falk.anders@gmail.com oder unter der Telefonnummer 0157 37187550 möglich. (Stand: 21.03.23)

Eiweiß

Sesam besteht mit 17,7 g/100 g zu fast 20 % aus Proteinen, die den Körper mit essenziellen Aminosäuren versorgen, und hat das für den Menschen perfekte Aminosäurenprofil.[12] Zum Vergleich: Vollkornweizenmehl enthält nur 10 % Eiweiß, Milch lediglich 3 %, Eier 12 % und Steak 16 %. Sesamsamen stellen somit eine hochwertige Eiweißquelle dar und verfügen sogar über alle essenziellen Aminosäuren. Sobald nur eine von diesen fehlt, verlangsamt sich die körpereigene Eiweißsynthese dramatisch.

Tryptophan ist die Vorstufe des Wohlfühlhormons Serotonin und beugt Stimmungsschwankungen vor, **Histidin** erhöht die Widerstandsfähigkeit des Organismus gegenüber Umweltgiften und ist wichtig für die Produktion der roten Blutkörperchen. **Isoleucin** ist Bestandteil vieler Enzyme und erhöht das Energieniveau. Für den gesunden Muskelaufbau sorgt **Leucin,** und es senkt außerdem einen zu hohen Blutzuckerspiegel. **Lysin** ist wichtig für die Produktion von Antikörpern, stärkt somit das Immunsystem und bekämpft Viren. **Phenylalanin** und **Tyrosin** sind bedeutsam für die Herstellung der Neurotransmitter Dopamin und Noradrenalin und

12 Vgl. Petra Kolip: Sesam. S. 15.

stärken somit das Nervensystem. Beide Aminosäuren wirken stimmungsaufhellend, und Tyrosin schützt als Vorläufer des

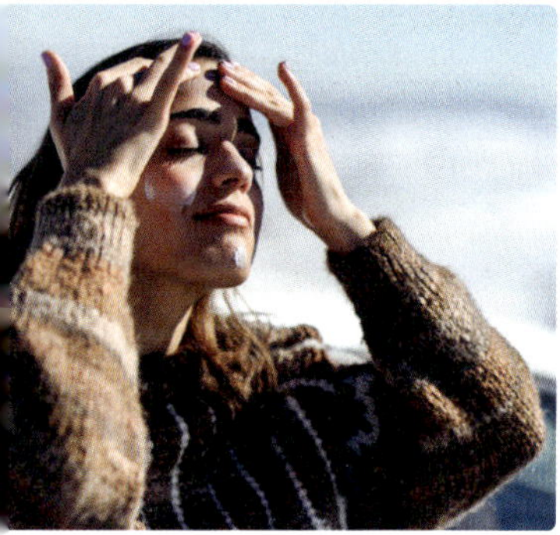

Hautpigments Melanin zusätzlich vor der schädigenden Wirkung ultravioletter Strahlung. Besonders reich ist Sesam an **Methionin** und **Cystein.** Diese schwefelhaltigen essenziellen Aminosäuren sind an der Bildung von Kollagen beteiligt und tragen somit zur Gesundheit von Knochen, Bändern, Sehnen, Blutgefäßen und Zähnen bei. Außerdem sorgen sie für schöne Haut, Haare und Nägel. Methionin reinigt zudem die Leber von Medikamentenrückständen. Sesam weist einen sehr hohen Gehalt an **Selen** auf. Zusammen mit Cystein ist diese Aminosäure an der Herstellung von Glutathion und Glutathionperoxidase beteiligt, die zu den wichtigsten körpereigenen Antioxidantien gehören.

Mineralstoffe und Spurenelemente

Sesamsamen sind kleine Mineralstoffbomben, denn sie enthalten große Mengen an **Magnesium, Eisen, Selen, Zink, Kupfer** und **Calcium.** Das Verhältnis von **Calcium** – 975 mg/100 g – zu **Magnesium** – 351 mg/100 g – ist optimal für den Einbau von Calcium in die Knochen. Darüber hinaus ist Calcium wichtig für den Aufbau von Muskeln, die Funktion der Nerven, des Stoffwechsels und der Blutgerinnung. Magnesium ist mit 351 mg/100 g in Sesam enthalten und sorgt für entspannte Muskeln und hemmt die Erregungsweiterleitung von Nerven, die Stresssignale übermitteln – daher wird es auch Entspannungsmineral genannt. Es trägt zu einer gesunden Herzfunktion bei und fördert die Gewinnung von Energie aus Glukose. Haben wir ein Magnesiumdefizit, können wir unter schmerzhaften Muskelzuckungen und leichten neurologischen Störungen wie Angstzuständen oder Depressionen leiden. Magnesium ist außerdem wesentlich für die Stabilität der Knochen und die Bildung wichtiger Botenstoffe. **Eisen** ist unabdingbar für die gesunde Blutbildung und sorgt dafür, dass die Organe ausreichend mit Sauerstoff versorgt werden. Mit einem Anteil von 14,6 mg/100 g ist Sesam eine sehr gute Eisenquelle. **Selen** wirkt zusammen mit Zink und einigen Vitaminen als kraftvolles Antioxidans und schützt somit vor freien Radikalen und aggressiven Sauerstoffverbindungen. Außerdem spielt es eine Rolle bei der Hormonproduktion und dem Schutz vor Krankheitserregern. Mit 34,4 µg/100 g ist reichlich Selen in Sesam enthalten. Da dieses Spurenelement überwiegend in tierischen Produkten vorkommt, ist Sesam ein besonders relevantes Nahrungsmittel für Veganer. Selen ist wichtig für das Immunsystem, die Schilddrüse und die Fruchtbarkeit. **Zink** ist an etwa 300 enzymatischen Prozessen im Körper beteiligt, wie Selen bedeutend für das Immunsystem und im Verhältnis von 7,8 mg/100 g in Sesam enthalten. Sesam enthält 4,08 mg/100 g **Kupfer.** Dieses trägt zur Aufnahme von Eisen bei, ist wichtig für den Schutz der Zellmembranen, für den Aufbau von Knochen, Haut und Haaren und wirkt als Antioxidans. Mit 468 mg/100 g enthält Sesam viel **Kalium.** Ohne die ausreichende Versorgung des Körpers mit diesem Mineralstoff ist kein Glukosetransport in die Zellen möglich und somit auch keine Energieversorgung. Auswirkungen auf den Körper können Müdigkeit, Muskelschwäche oder Verstopfung sein. Durch die Einnahme großer Mengen Kochsalz (Natriumchlorid) über unsere alltägliche Ernährung ist das Verhältnis von Kalium und Natrium in unserem Körper meist aus dem Gleichgewicht geraten. Hier kann Sesam einen Ausgleich schaffen.

Warum das Calcium in Sesam so wichtig ist

Calcium ist mit rund 1 kg das mengenmäßig wichtigste Mineral im menschlichen Körper. 99 % davon befinden sich in den Knochen und Zähnen, der Rest vor allem in den Muskeln – auch dem Herzmuskel –, Knorpeln und Gelenken. 1 g Calcium sollte täglich durch die Nahrung zugeführt werden. Es ist wichtig für ein gesundes Säure-Basen-Gleichgewicht, und ein Mangel im Blut ist lebensbedrohlich, weshalb der Körper in solchen Fällen das Calcium aus den Knochen abbaut, um den pH-Wert des Blutes auszugleichen. Es kommt zu Osteoporose.

Calcium sorgt dafür, dass der Blutgerinnungsfaktor Prothrombin in seine aktive Form Thrombin umgewandelt wird, sodass eine optimale Blutgerinnung gewährleistet ist. Es ist darüber hinaus an vielen enzymatischen Prozessen als Cofaktor beteiligt. Der Mineralstoff spielt auch eine wichtige Rolle für die optimale Reizübertragung der Nerven. Symptome eines Calciummangels können Hautkribbeln Wundheilungsstörungen, trockene Haut, Nervenstörungen, Herzprobleme, brüchige Fingernägel, Haarausfall, Karies, grauer Star, Inkontinenz, Durchfall oder Schlafprobleme sein.

Ein Calciumdefizit kann an einer geringen Aufnahme des Mineralstoffs liegen, aber auch auf einen Mangel an Vitamin D, Vitamin K2 oder Magnesium zurückzuführen sein. Ab dem

40. Lebensjahr nimmt die Aufnahme von Calcium im Darm um etwa 0,2 % pro Jahr ab. Wird es als Nahrungsergänzungsmittel supplementiert, sollte in diesem auch Magnesium enthalten sein. Für eine optimale Einlagerung von Calcium in Knochen und Zähne muss das Verhältnis von Calcium zu Magnesium 2 zu 1 sein – genau so, wie es in Sesam vorliegt. Milch hat mit 10 zu 1 ein ungünstiges Verhältnis, in Käse ist es noch schlechter. Sesam ist calcium- und magnesiumreich. Während Calcium die Muskeln aktiviert, hat Magnesium einen entspannenden Effekt. Auch hier muss das Verhältnis also stimmen.

Sesam enthält 925 mg/100 g Calcium, Milch nur 120 mg/100 g. Die Bioverfügbarkeit ist in Sesam und Milch ähnlich hoch. Mit 1 EL Sesam – das sind etwa 10 g – nehmen Sie 93 mg Calcium zu sich. Weitere gesunde und natürliche Calciumquellen, die außerdem Magnesium und Vitamin K2 enthalten, sind grünes Blattgemüse wie Brokkoli, Spinat und Feldsalat oder Löwenzahn- und Brennnesselpulver sowie andere Grünpulver. Der Mensch ist evolutionär an die Verwertung der ganzen Pflanze angepasst, nicht an isolierte Stoffe aus dem Labor. Das Ganze ist mehr als die Summe seiner Teile.

Vitamine

Sesam enthält viele **B-Vitamine,** die auch Nervenvitamine genannt werden, vor allem **Vitamin B1 (Thiamin)** mit 0,79 mg/100 g, **Vitamin B2 (Riboflavin)** mit 0,25 mg/100 g und **Vitamin B6 (Pyridoxin)** mit 0,79 mg/100 g. Vitamin B1 sorgt für gesunde und starke Nerven und ist somit Nervennahrung pur. Vitamin B2 ist wichtig für den Stoffwechsel und entgiftet den Körper. Vitamin B6 fördert das Nervensystem und den Stoffwechsel und stärkt das Hormon- und Immunsystem. Es spielt zudem eine bedeutende Rolle bei der Umwandlung der Aminosäure Tryptophan in den Neurotransmitter Serotonin. Ein Mangel an B-Vitaminen kann zu neurologischen Störungen wie Müdigkeit, Appetitlosigkeit und depressiven Verstimmen führen, ein Mangel an Vitamin B1 zu einer Anämie. Sesam enthält außerdem 4,52 mg/100 g **Vitamin B3 (Niacin),** 97 µg/100 g **Vitamin B9 (Folsäure)** und 2,7 µg/100 g **Vitamin A.** Vitamin B3 spielt eine wichtige

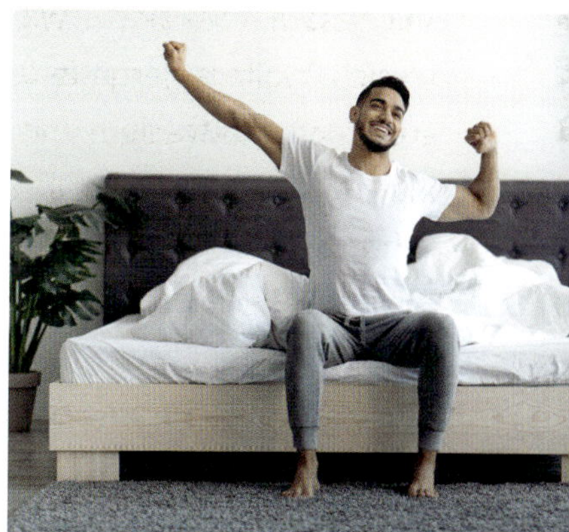

Rolle bei der Energieversorgung des Körpers, sorgt für eine intakte Hautbarriere und stärkt das Nervensystem und die Psyche. Folsäure fördert das Immunsystem, ist an der Bildung des Botenstoffs Serotonin beteiligt, unterstützt eine gesunde Zellteilung und schützt vor Herz-Kreislauf-Erkrankungen. Vitamin A ist wichtig für die Sehfunktion und die Bildung von Immun- und Blutzellen.

Sesam enthält 0,25 mg/100 g **Vitamin E (Tocopherol),** das meiste davon ist Gamma-Tocopherol. Vitamin E wird ausschließlich von Pflanzen produziert. Es unterstützt den Transport des Sauerstoffs in die Zellen und unterbricht die Kettenreaktion der Oxidation von Lipiden (Fetten). So werden Zellmembrane geschützt, Fette können regeneriert und die Hüllen der Nervenzellen repariert werden, was der Entwicklung von Krebs und Herz-Kreislauf-Erkrankungen vorbeugt. Die Zellmembrane der Nervenzellen im Gehirn bestehen vorwiegend aus sensiblen Omega-3-Fettsäuren und sind daher besonders anfällig für Angriffe durch aggressive Sauerstoffmoleküle oder reaktionsfreudige freie Radikale. Vitamin E beugt daher neurodegenerativen Prozessen vor. Gamma-Tocopherol ist das stärkste Antioxidans unter den Tocopherolen und schützt die DNA besonders effektiv vor Angriffen durch freie Radikale, indem es diese neutralisiert. Es wirkt äu-

ßerst effektiv gegen die Anhäufung von Blutplättchen und verringert somit das Risiko von Thrombosen und Embolien, die potenziell lebensgefährlich sind wie die Lungenembolie. Gamma-Tocopherol reduziert die Wahrscheinlichkeit, Brustkrebs zu entwickeln und vermindert die körpereigene Synthese von Cholesterin, einem Risikofaktor für Arteriosklerose und Herzinfarkt.[13]
Die Lignane in Sesam erhöhen den Vitamin-E-Spiegel im Blut, verstärken seine Wirkung und wirken synergetisch mit Gamma-Tocopherol zusammen.

Lignane

Lignane gehören zu den sekundären Pflanzenstoffen und sind Phytoöstrogene, die in manchen Pflanzen ganz natürlich vorkommen, beispielsweise in der Taiga- und der Baldrianwurzel, in Lein- und Sesamsamen, in Getreidekörnern und vielen Frucht- und Gemüsesorten. Dort wehren sie Krankheitserreger ab. Aufgrund ihrer östrogenartigen Wirkung und weiterer biochemischer Eigenschaften sind Lignane aus ernährungswis-

13 Vgl. Niti Pathak, Asani Bhaduri und Ashwani K. Rai: Sesame: Bioactive Compounds and Health Benefits. In: »Bioactive Molecules in Food« Springer International Publishing 2018, S. 6, 9.

senschaftlicher Sicht interessant für die Vorbeugung von Herz-Kreislauf- und anderen chronischen Erkrankungen.[14] Da Lignane im Körper innerhalb von 24–48 Stunden abgebaut werden, ist es für eine kontinuierliche Wirkung empfehlenswert, täglich lignanreiche Lebensmittel zu sich zu nehmen. Nach ihrer Aufnahme werden Lignane von den Darmbakterien abgebaut, wodurch sich ihre Struktur verändert. Diese Metaboliten bzw. Abbauprodukte sind bioaktiv, wirken im Körper also gesundheitsfördernd. Das Abbauprodukt des in Sesam enthaltenen Lignans Sesamin wird als Enterolacton bezeichnet.

Sesam enthält 661 µg/100 g Lignane – mehr als doppelt so viel wie die lignanhaltigsten Nüsse, die zwischen 96 und 257 µg/100 g beinhalten, und 3-mal so viel wie Sojabohnen. Bislang ging man davon aus, Leinsamen enthielten bei Weitem mehr Lignane als irgendein anderes Lebensmittel. Im Gegensatz zu Sesam müssen sie allerdings vor dem Verzehr gemahlen werden, damit ihre wertvollen Inhaltsstoffe freigesetzt werden. Leinöl enthält keine Lignane, da diese an Ballaststoffe gebunden sind und daher in den Pressrückständen verbleiben. In neueren Studien wurde festgestellt, dass Sesam rund doppelt so viele Lignane wie Leinsamen enthält.[15]

---

14 Vgl. Julia Peterson u. a.: Dietary lignans – Physiology and potential for cardiovascular disease risk reduction. In: »Nutrition Reviews« Nr. 68 Oktober 2010, S. 571–603.

15 Vgl. Dorothea Bedigian: Sesame. S. 125.

Lignane sind potente Antioxidantien. Sie wirken sich günstig auf den Cholesterinstoffwechsel aus und schützen das Herz sowie die Prostata.[16] Außerdem bewahren sie vor bestimmten Krebsarten, vor allem vor hormonabhängigen Tumoren wie Brustkrebs und Prostatakrebs.[17] Im Jahr 2011 wurde die krebshemmende Wirkung von Lignanen in einer Metaanalyse des Deutschen Krebsforschungszentrums bestätigt. Die Leiterin der Studie, Jenny Chang-Claude, berichtet, dass Lignane nicht nur die Entstehung von postmenopausalem Brustkrebs hemmen, sondern auch das Risiko mindern, daran zu sterben, falls die Krankheit bereits ausgebrochen ist.[18] Auch bei Prostatakrebs können Lignane hilfreich sein. Im Rahmen einer Studie des Duke University Medical Centers wurde festgestellt, dass der Cholesterinspiegel

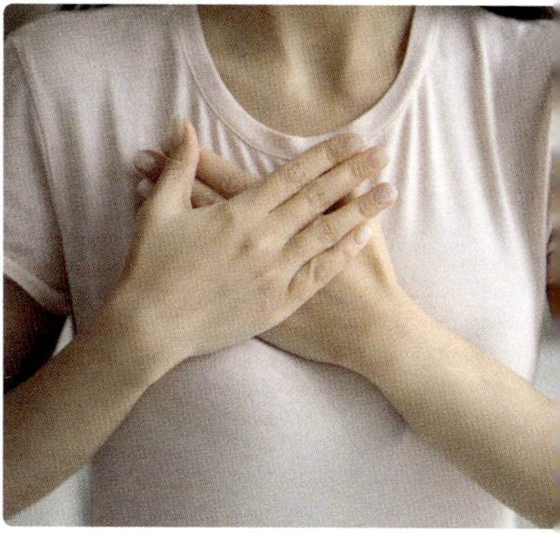

---

16 Vgl. Julia Peterson u. a.: Dietary lignans. S. 571–603.

17 Weitere Informationen zu ihrer Wirkung bei Brustkrebs finden Sie im Kapitel »Die Wirkung von Lignanen im menschlichen Körper« (siehe S. 36 ff.).

18 Vgl. Katharina Buck u. a.: Serum enterolactone and prognosis of postmenopausal breast cancer. In: »Journal of Clinical Oncology« 2011.

sowie die PSA-Werte bei Männern sanken, die Lignane zu sich nahmen. Die Krebszellen teilten sich nicht mehr so schnell, und die Apoptoserate, die Häufigkeit des programmierten Zelltods, stieg an.[19]

Lignane fördern außerdem die Knochengesundheit und senken damit das Risiko, an Osteoporose zu erkranken. Sie helfen bei Akne, Haarausfall, Gelenkentzündungen, Arthrose und Rheuma, speziell in den Wechseljahren.

Die besonderen Lignane in Sesam

Die Lignane in Sesam heißen Sesamolin und Sesamin. Im Körper und bei der Raffinierung von Sesamöl werden sie zu Sesamol und Sesaminol abgebaut. Diese nur in Sesam vorkommenden Lignane sorgen zusammen mit dem enthaltenen Vitamin E für die lange Haltbarkeit von Sesamöl, obwohl es zu einem großen Teil aus ungesättigten Fettsäuren besteht. Insbesondere Sesamol verhindert, dass das Öl ranzig wird. Insofern ist Sesamöl einzigartig. Raffiniertes Sesamöl beginnt bei 60 °C erst nach 35 Tagen, zu oxidieren, während die Oxidation bei Soja-, Raps-, Sonnenblumen- und Maiskeimöl bereits nach 4–25 Tagen einsetzt. Öl aus geröstetem Sesam bleibt bei 60 °C

---

19 Vgl. Duke University Medical Center: New Pilot Study suggests Flaxseed and Low-Fat Diet can be Protective against Prostate Cancer. In: »ScienceDaily« 12. Juli 2001.

sogar 50 Tage lang frisch. Dieses Merkmal wird dadurch erklärt, dass beim Röstprozess zusätzliche Antioxidantien wie Sesamol entstehen.[20] Auch diese Eigenschaft ist außergewöhnlich: dass Pflanzenöl aus gerösteten Samen ein höheres antioxidatives Potenzial besitzt als natives Öl aus Kaltpressung. Lassen Sie sich also auch das bernsteinfarbene geröstete Sesamöl mit seinem intensiv nussigen Aroma schmecken!

In Sesamsamen sind 1,2 mg/g Sesamol und 1,4 mg/g Sesaminol enthalten. Sesamöl enthält 6,2 mg/g Sesamin, 2,45 mg/g Sesamolin und 0,01 mg/g Sesaminol. Die fettlöslichen Sesam-Lignane senken den Cholesterinwert, indem sie die Aufnahme von Cholesterin aus der Nahrung reduzieren und dessen Synthese bremsen. Außerdem haben sie eine antientzündliche Wirkung, stärken das Immunsystem und senken einen erhöhten Blutdruck.[21] Die Lignane in Sesam wirken außerdem ausgleichend auf den Östrogenspiegel, weshalb Sesam in der Ayurveda-Lehre schon von alters her als Anti-Aging- bzw. Verjüngungsmittel und beim Ausbleiben der Regel (Amenorrhoe) verwendet wird.

20 Vgl. Dorothea Bedigian: Sesame. S. 86, 140.

21 Vgl. Shubhashree Das u. a.: Pharmaceutico-analytical Evaluation of Sesame Oil. S. 34, 36.

Die Wirkung von Lignanen im menschlichen Körper

Seit einiger Zeit sind die Phytoöstrogene Lignane und Isoflavonoide in aller Munde, die den Hormonspiegel während der Pubertät, der Schwangerschaft, nach der Entbindung und in den Wechseljahren in Balance halten. Im Gegensatz zu künstlichen Östrogenen wirken sie modulierend bzw. adaptogen, also ausgleichend, und senken das Brustkrebsrisiko. Deshalb sind die wie weibliche Sexualhormone wirkenden Stoffe in Pflanzen

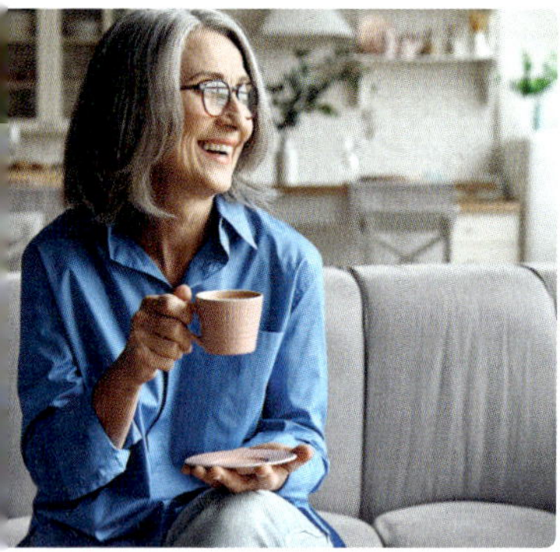

aus der Familie der Isoflavone, wie sie in Soja und Kichererbsen enthalten sind, und der Lignane, die in Sesam, Kichererbsen oder Leinsamen vorkommen, auch als Alternative zur Hormonersatztherapie (HET) während der Wechseljahre besonders interessant für gesundheitsbewusste Frauen.

Wie andere Östrogene binden Phytoöstrogene an Östrogenrezeptoren in unserem ganzen Körper. Diese Proteine finden sich auf der Oberfläche fast jeder Körperzelle. Während die Phytoöstrogene dort andocken, entfalten sie ihre adaptogene bzw. modulierende Wirkung. Die bekannte Gynäkologin

Dr. med. Christiane Northrup erklärt, dass die Pflanzeninhaltsstoffe bei einem niedrigen Östrogenspiegel einen östrogenen Effekt haben, bei einem hohen Östrogenspiegel die stärkeren Östrogene jedoch blockieren.[22] Daher können Pflanzen wie Sesam sowohl in solchen Fällen nützlich sein, in denen ein Östrogenüberschuss besteht wie beim postmenstruellen Syndrom (PMS), als auch in denjenigen, in denen ein Östrogenmangel vorliegt wie bei Hitzewallungen während der Wechseljahre. Auch während der Schwangerschaft schützen Phytoöstrogene vor einem Östrogenüberschuss. In der postnatalen Phase können sie Wochenbettdepressionen vorbeugen, indem sie den Abfall der Östrogenproduktion nach der Geburt des Kindes abschwächen. Bei der Zufuhr von Phytoöstrogenen geht es also darum, das hormonelle Gleichgewicht wiederherzustellen.

Viele Frauen stehen einer HET zu Recht kritisch gegenüber, weil damit das Risiko für Brustkrebs steigt. Phytoöstrogene wie die Lignane in Sesam regen das Wachstum von östrogensensitivem Gewebe in der Brust und im Uterus jedoch nicht an. Im Gegenteil: Sie hemmen die Entwicklung von Brusttumoren, weil sie Östrogenrezeptoren besetzen und so eine

22 Vgl. Christiane Northrup: Weisheit der Wechseljahre – Selbstheilung, Veränderung und Neuanfang in der zweiten Lebenshälfte. Zabert Sandmann 2007.

Überstimulierung der Zellen verhindern. Heilpflanzen wie Sesam, Soja oder Kichererbsen sind sogar für ihre antikanzerogene Wirkung bekannt. Diese wurde in einer Studie an über 1000 Frauen, bei denen zwischen 2002 und 2003 erstmalig Brustkrebs diagnostiziert wurde, untersucht. Es stellte sich heraus, dass das Risiko, an Brustkrebs zu sterben oder erneut daran zu erkranken, um 40 % geringer war, wenn ein hoher Lignanspiegel im Blut nachgewiesen werden konnte.[23] Lignane fördern den Zelltod von Krebsgewebe und hemmen das Sprießen neuer Blutgefäße, wodurch sie das Leben mit einem Mammakarzinom verlängern können. Während künstliches Östrogen das Risiko für eine Brustkrebserkrankung fördert, senken es die Lignane und Isoflavone aus bestimmten Pflanzen wie Sesam. Dr. Northrup kommt daher zu dem Schluss, dass Heilpflanzen eine sehr gute natürliche Alternative sind, um Wechseljahresbeschwerden bei Frauen zu lindern, die sich vor dem Krebsrisiko fürchten.[24]

Die Östrogenaktivität von Phytoöstrogenen ist wesentlich geringer als die von menschlichem Östrogenen wie Östradiol. Daher ist es eine gute Idee, seinen Hormonspiegel mit

---

23 Vgl. Katharina Buck u.a.: Serum enterolactone and prognosis of postmenopausal breast cancer.

24 Vgl. Christiane Northrup: Weisheit der Wechseljahre – Selbstheilung, Veränderung und Neuanfang in der zweiten Lebenshälfte. Zabert Sandmann 2007, S. 184.

Sesam, Leinsamen, Kichererbsen oder einem Konzentrat aus Letzteren wie im Venusurkicher Granulat von Dr. Pandalis in Balance zu bringen und zu halten. Eine ausreichende Versorgung mit Folsäure oder Folat, am besten aus grünblättrigem Gemüse, das frisch verzehrt wird, kann neben Lignanen und Isoflavonen ebenfalls seinen Beitrag zur Linderung von Wechseljahresbeschwerden leisten – besonders bei Symptomen wie Hitzewallungen, Antriebslosigkeit, Gedächtnisstörungen, Konzentrationsschwäche, Libidomangel, Scheidentrockenheit, Schlafschwierigkeiten und psychischen Beschwerden wie Reizbarkeit, Aggressivität, Nervosität, Stimmungsschwankungen und depressiven Verstimmungen.

In Studien konnte nachgewiesen werden, dass neben Lignanen auch Isoflavone einen ähnlichen physiologischen Effekt wie eine HET aufweisen, während sie so gut wie keine Nebenwirkungen haben. Die Aufnahme von isolierten Soja-Isoflavonen wird jedoch kontrovers diskutiert, weil sie allergische Reaktionen hervorrufen können und Soja Proteinase-Inhibitoren enthält, durch die die Proteinaufnahme negativ beeinflusst wird. Die Bauchspeicheldrüse versucht dann, diesen Zustand auszugleichen, was bis zur Pankreas-Hypertrophie, einer krankhaften Vergrößerung der Bauchspeicheldrüse, führen kann. Als besonders risikoreich wird der Einsatz isolierter Soja-, aber auch z. B. Rotklee-Isoflavone bewertet, weil sie im Verdacht stehen, die Entwicklung von Brustkrebs zu fördern.[25] Daher ist es ratsam, Phytoöstrogene aus komplexen Lebensmitteln aufzunehmen wie Sesam, Leinsamen oder Kichererbsen.

Weitere gesundheitlich bedeutsame Inhaltsstoffe

Die Deutschen nehmen viel zu wenige **Ballaststoffe** zu sich, anstatt der empfohlenen 30 g durchschnittlich nur 12 g. Ballaststoffe sind wichtig für eine zügige Darmpassage, vermindern das Risiko für chronische Darmentzündungen, Divertikelbildung und Darmkrebs, erhalten die gesunde Darmflora aufrecht, wirken prophylaktisch gegen Diabetes und senken einen zu hohen Cholesterinspiegel, der einen Risikofaktor für Herz-Kreislauf-Erkrankungen darstellt. Sesam ist mit 11,8 g/100 g eine hervorragende Quelle für Ballaststoffe, insbesondere in ungeschälter Form. Die Ballaststoffe in Sesam sorgen zusammen mit weiteren Inhaltsstoffen wie Proteinen

25 Vgl. Bundesinstitut für Risikobewertung: Isolierte Isoflavone sind nicht ohne Risiko. Aktualisierte Stellungnahme Nr. 039/2007.

für eine lang anhaltende Sättigung. Da die Faserstoffe eine hohe Bindungsfähigkeit besitzen, wirkt Sesam zudem stark entgiftend und entschlackend.
Sesam ist reich an **Phytosterinen** bzw. Phytosterolen, Lipidverbindungen aus der Familie der Sterine. Sterine sind bioaktive Substanzen, die als Antioxidantien wirken. In Sesam enthalten ist auch das bekannteste Sterin **Beta-Sitosterin,** das bei Männern das hormonelle Gleichgewicht wiederherstellt und die typischen Beschwerden einer vergrößerten Prostata beim Harnlassen mindert. Auch senkt Beta-Sitosterin einen zu hohen Cholesterinspiegel und das »schlechte« LDL-Cholesterin ohne Auswirkungen auf das »gute« HDL-Cholesterin. Weitere Informationen dazu finden Sie im Kapitel »Sesam schützt das Herz« (siehe S. 64 ff.). Weitere Phytosterine in Sesam sind **Campesterin, Stigmasterin, Sitostanol, Campestanol** und **Ergosterin.** Die Gesamtkonzentration von Phytosterinen in Sesamsamen beträgt beachtliche 4,72 mg/100 g. In Anbetracht der Menge an Phytosterinen, Vitamin E und Lignanen könnte man Sesam als »Antioxidantien-Wunder« bezeichnen.

Sesamöl und seine Zusammensetzung

Sesamsamen bestehen zu rund 49,7 %, also fast zur Hälfte, aus Öl. Durch den großen Fettgehalt kommt auch die hohe Energiedichte von 573 kcal/100 g Sesam zustande. Das Öl hat eine gesunde Zusammensetzung von 80–85 % **ungesättigten Fettsäuren** und 15–20 % **gesättigten Fettsäuren.** Insgesamt sind in 100 g Sesamsamen 7 g gesättigte Fettsäuren, 18,8 g einfach ungesättigte Fettsäuren und 21,8 g mehrfach ungesättigte Fettsäuren enthalten. Sesamöl besteht mit jeweils 35–50 % hauptsächlich aus der mehrfach ungesättigten Omega-6-Fettsäure **Linolensäure** und der einfach ungesättigten Fettsäure **Ölsäure,** die ebenfalls der Hauptbestandteil von Olivenöl ist. Es enthält zudem 7–12 % **Palmitinsäure** und 3,5–6 % **Stearinsäure.** Die mehrfach ungesättigte Omega-3-Fettsäure **Alpha-Linolensäure** ist nur in Spuren vorhanden.[26] Der hohe Gehalt an ungesättigten Fettsäuren sorgt dafür, dass das in Sesam enthaltene **Lecithin** besonders leicht verwertbar ist. Dieses sorgt für einen reibungslosen Austausch zwischen den Zellen und dient dem Gehirn als Energiequelle bei Stress.

26 Vgl. Shubhashree Das u. a.: Pharmaceutico-analytical evaluation of sesame oil. S. 32.

Linolensäure ist eine essenzielle Fettsäure, die für die Bildung von Hormonen sowie für gesunde Blutgefäße wichtig ist. Sie wird im Körper zu Gamma-Linolensäure und Arachidonsäure umgewandelt und hat einen positiven Einfluss auf das Herz-Kreislauf-System und den Cholesterinspiegel.[27] Zudem erhöht sie die Neuroplastizität des Gehirns. Außerdem kann Linolensäure aus Pflanzenölen wie Sesamöl auch Diabetes Typ 2 vorbeugen. Die Teilnehmer einer Studie, bei denen die höchste Konzentration an Linolensäure im Blut nachgewiesen wurde, erkrankten zu 35% seltener an einem Typ-2-Diabetes als Teilnehmer mit einem Linolenspiegel im unteren Viertel. Diese Studie ist im renommierten medizinischen Fachblatt »Lancet« erschienen. Für die Leiterin der Studie ist das Ergebnis eindeutig auf die Schutzwirkung von Linolensäure zurückzuführen.[28]

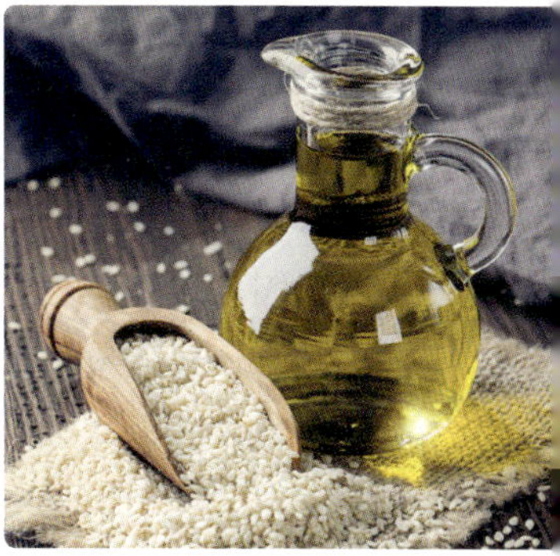

Omega-6-Fettsäuren sind essenziell. Das bedeutet, der Körper kann sie im Gegensatz zu Omega-9-Fettsäuren nicht

27 Petra Kolip: Sesam. S. 15.

28 Vgl. Jason H.Y. Wu u. a.: Omega-6 fatty acid biomarkers and incident type 2 diabetes – pooled analysis of individual-level data for 39.740 adults from 20 prospective cohort studies. In: »Lancet« 11. Oktober 2017.

selbst bilden. Allerdings ist das Verhältnis von Omega-6-Fettsäuren zu Omega-3-Fettsäuren bei uns vor allem durch den Verzehr von Nutztieren, die vorwiegend mit Getreide gefüttert werden, völlig aus dem Gleichgewicht geraten und beträgt laut dem jüngsten Ernährungsbericht der Bundesregierung 12 zu 1. Ideal wäre ein Verhältnis von 3-mal so viel Omega 6 wie Omega 3. Chiasamen, Leinöl, Rapsöl, Walnüsse und Kaltwasserfische sind gute Omega-3-Quellen. In der Forschung wird momentan daran gearbeitet, Sesamarten zu züchten, die mehr besonders gesunde Omega-3-Fettsäuren und mehr Gamma-Linolensäuren enthalten.[29]

Ölsäure gehört zu den einfach ungesättigten Omega-9-Fettsäuren, die der Körper selbst herstellen kann. Sie wirkt sich günstig auf das Herz-Kreislauf-System aus, indem sie den Cholesterinspiegel reguliert. Ölsäure vermindert die Konzentration des »schlechten« LDL-Cholesterins, ohne dabei den Spiegel des »guten« HDL-Cholesterins zu beeinflussen. Darüber hinaus hält sie die Blutgefäße elastisch, die Haut geschmeidig und verbessert die Signalübertragung zwischen den Nervenzellen, indem sie verhindert, dass gesättigte Fettsäuren und Omega-6-Fettsäuren in den Zellmembranen eingelagert werden.

29 Vgl. Julia Peterson u. a.: Dietary lignans. S. 11 ff.

Schwarzer Sesam, die bessere Variante?

Auf dem Weltmarkt werden größere Mengen an weißem Sesam verkauft als an schwarzem. In China und Japan sind schwarze Öl- oder Hülsenfrüchte jedoch beliebter, da sie als gesünder gelten. Der Traditionellen Chinesischen Medizin (TCM) zufolge stärken schwarze Lebensmittel die Energiekanäle und nähren das Blut.[30] Der schwarze Sesam wird im chinesischen Arzneibuch als eine der Substanzen aufgeführt, die seit über 3000 Jahren verwendet werden. Nach der TCM-Lehre stärkt schwarzer Sesam die Lebensenergie, unterstützt die Rekonvaleszenz und die sexuelle Gesundheit von Frauen sowie ihre Fruchtbarkeit.[31]

In der Ayurveda-Lehre werden für medizinische Zwecke ebenfalls ausschließlich schwarze Sesamsamen oder das Öl, das aus ihnen gewonnen wird, verwendet. In einem Fachbuch über ayurvedische Kräuterheilkunde heißt es, die schwarzen Samen seien gesünder als die weißen, da sie größere Mengen solarer Energie enthalten.[32] Ich selbst habe die Erfahrung

30 Vgl. Dorothea Bedigian: Sesame. S. 461, 476.

31 Vgl. Petra Kolip: Sesam. S. 17.

32 Vgl. Vasant Lad und David Frawley: Die Ayurveda-Pflanzenheilkunde – Der Yoga der Heilkräuter. Windpferd 2011, S. 221.

gemacht, dass sie mehr ursprüngliche Lebenskraft beinhalten und meine Vitalität dadurch unmittelbar erhöhen. Möglicherweise liegt das daran, dass der schwarze Samen die ursprüngliche Form des Sesams ist.

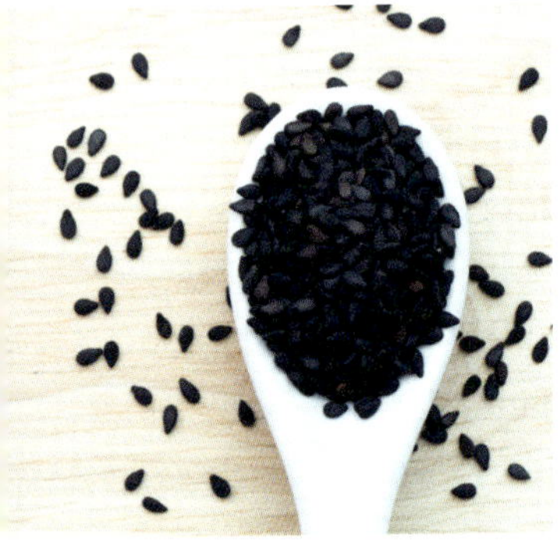

Allgemein gelten in Asien schwarze Lebensmittel als gesund. Das gilt nicht nur für Sesam, sondern auch für Sojabohnen und Reis. In Japan und Südkorea boomen schwarzer Sesam sowie das Mehl und das Öl, die aus diesem gewonnen werden. Seit einigen Jahren ist dieser Trend auch in den USA, z.B. in New York, und in Europa zu beobachten, wo Eiscreme und Konfekt auf Basis des schwarzen Sesams hergestellt werden.

In der Tat enthalten schwarze Lebensmittel wie schwarzer Sesam mehr gesundheitlich wichtige Stoffe wie Anthocyane, Isoflavonoide, Mineralstoffe und Antioxidantien als helle Lebensmittel. So bietet schwarzer Sesam eine noch größere Konzentration an gesunden Inhaltsstoffen als weißer Sesam. Auch der Anteil der gesundheitlich wertvollen Lignane ist im schwarzen Sesam höher als in den hellen Samen, und die Hülle des schwarzen Sesams enthält mehr als das 3-Fache an

Polyphenolen. Diese besitzen stark antioxidative Fähigkeiten. Die oxidative Kapazität des gesamten schwarzen Samens beträgt das 5-Fache vom weißen Sesam, die der Hülle sogar das 14-Fache.[33] In Studien wurde nachgewiesen, dass schwarzer Sesam oxidativen Stress effektiver senkt als weißer.[34]

Diese Unterschiede haben mich so erstaunt, dass ich in Zukunft häufiger zu ungeschältem schwarzem Sesam greifen werde, obwohl der weiße mir, ehrlich gesagt, etwas besser schmeckt. Eine Ausnahme stellt der gemahlene und auf besondere Weise aufbereitete schwarze und ursprüngliche Sesam Sesamkraft der Firma Pharmos Natur dar, der meinen Geschmacksknospen jedes Mal ein kleines Freudenfest beschert.

33 Vgl. Dorothea Bedigian: Sesame. S. 140, 475.

34 Vgl. Luciana de Almeida Vittori Gouveia u. a.: Effects of the Intake of Sesame Seeds (Sesamum indicum L.) and Derivatives on Oxidative Stress – A Systematic Review. In: »Journal of Medicinal Food« Nr. 19 April 2016, S. 337–345.

Wie Sesam bei Krankheiten hilft und ihnen vorbeugt

Traditionelle Anwendungen

Die Rolle von Sesam im Hinduismus und in der Ayurveda-Lehre

Ursprünglich wurde Sesam, auch Til-Samen genannt, in Indien als Nahrungsmittel verwendet. Als im 2. Jahrtausend v. Chr. die Arier Nordindien eroberten, änderte sich das. Sesam spielte fortan eine Rolle in den heiligen Schriften des Hinduismus wie dem »Atharvaveda«, sein Verkauf wurde verboten, und die Samen wurden nur noch während bestimmter religiöser Zeremonien verzehrt. Diese wurden bei Vollmond durchgeführt und dienten dem Zweck, Sünden zu sühnen.

In der Hindu-Mythologie ist Sesam ein Symbol für Unsterblichkeit. Demnach wurde er von Yama, dem König des Todes, erschaffen. Noch heute wird Sesam in hinduistischen Beerdigungszeremonien verwendet. Hierfür werden die Samen mit Reis und Honig zu »Pindas«, Opfergaben, verarbeitet. Einer Sage nach erlegte der Gott Vishnu seiner Gattin Lakshmi die Strafe auf, drei Jahre lang als arme Bäuerin leben zu müssen, weil sie ohne seine Erlaubnis Sesamblüten von den Feldern gepflückt hatte.[35]

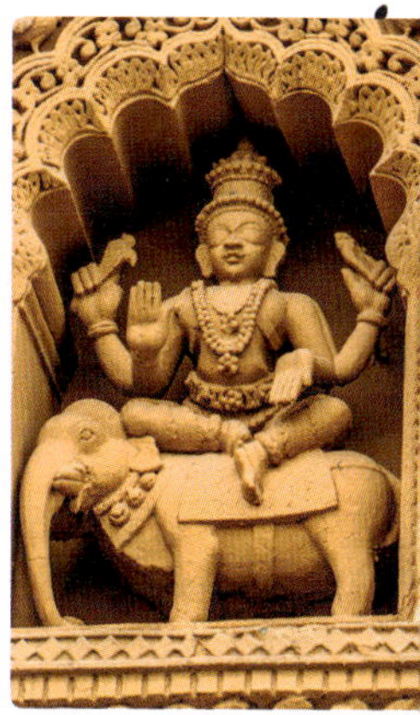

In früheren Zeiten wurde Sesam in sechs Hindu-Zeremonien verwendet, um sich z.B. von Sünden und Armut zu befreien und sich einen Platz im Himmel zu sichern, dem Reich des Gottes Indra. In Nordindien zelebrieren die Frauen im Januar das Fest »Sat-tila Ekadasi«, bei dem den Göttern Brahma und Vishnu sechs Sorten Sesam als Speise geopfert werden. Im Anbau spielen nämlich sechs Farbvarianten eine Rolle: weiß, cremeweiß, schwarz, hellbraun, dunkelbraun und rot. Heutzutage werden für eine »Puja«, eine hinduistische Zeremonie, meist 101 schwarze Sesam-Samen verwendet.

In Punjab und Nordindien wird am 13. Januar zum Ende des Winters ein Fest gefeiert mit Liedern wie »Wie Til platzt, so endet auch der Winter«. Den Teilnehmenden werden mit Sesam verfeinerte Speisen dargereicht. Tilopa (988–1069), der erste Lehrer der Kagyü-Linie in Indien, wurde nach dem indischen Wort für Sesam benannt, da er durch das Zählen von Sesamkörnern Erleuchtung erlangt haben soll.

35 Vgl. Shubhashree Das u.a.: Pharmaceutico-analytical evaluation of sesame oil. S.22, 25.

Ayurveda ist die altindische Lehre vom langen Leben und entstand vor rund 5000 Jahren. Ihr Ziel ist es, die Gesundheit zu stärken und Erkrankungen zu heilen. Nach dem alten ayurvedischen Text »Bhavaprakasha« ist schwarzer Sesam der heilkräftigste und wird dem Gott Krishna zugeordnet. Der Ayurveda-Lehre nach schenkt Sesam Stärke und gesundes Haar, fördert die Wundheilung, sorgt für gesunde Zähne, hilft bei Verstopfung, wirkt appetitfördernd, stärkt die Lunge und lindert Husten. Außerdem unterstützt er die Intelligenz, hilft bei Parodontitis, reguliert das Säure-Basen-Gleichgewicht, begünstigt die Heilung von Knochenbrüchen und entgiftet den Körper, was auch »Vishghna«-Reinigung genannt wird. Die regelmäßige Einnahme von schwarzem Sesam zusammen mit kaltem Wasser fördert das Körperwachstum und die Zahngesundheit. Zur Stärkung der Zähne wird außerdem empfohlen, gekochte Milch mit Sesam zu gurgeln. Sesam soll bei Blutarmut und Hämorrhoiden helfen und kann zudem zur Beruhigung, zur Reinigung der Gebärmutter, als Verjüngungsmittel, bei Menstruationsproblemen, bei Krebs, für gesundes Haarwachstum, bei Übergewicht und Hautproblemen verwendet werden.[36]
Das Ziel der ayurvedischen Pflanzenheilkunde ist nicht Langlebigkeit an sich, sondern die Erneuerung von Geist und Kör-

36 Vgl. Shubhashree Das u. a.: Pharmaceutico-analytical evaluation of sesame oil. S. 22, 27.

per für die Verwirklichung eines Lebens in reiner Bewusstheit, natürlicher Kreativität und spontaner Freude. Im Fokus der Verjüngung steht die Erneuerung der Gehirnzellen, damit Geist und Herz im Alter so klar und stark sind wie in der Kindheit. Zu den »Rasayana«-Substanzen bzw. Verjüngungsmitteln gehört auch der Sesam. Dieser soll der Ayurveda-Lehre zufolge »Soma« enthalten, den »Nektar der Unsterblichkeit«.[37]

Die Vielfalt der Indikationen ist überraschend. Etliche hängen mit den wertvollen Inhaltsstoffen des Sesams zusammen und wurden von der modernen Wissenschaft bestätigt. Rund 90 % der ayurvedischen Kräuteröle werden auf der Basis von Sesamöl hergestellt, und es wird auch zum Ölziehen verwendet. Morgens nach dem Aufstehen wird 1 EL angewärmtes Sesamöl 2–5 Minuten lang in der Mundhöhle hin und her bewegt, durch die Zähne gezogen und dann gegurgelt, bevor es ausgespuckt wird. Diese Ölziehkur wird »Gandusha« genannt. Hierdurch wird der Entstehung von Karies vorgebeugt.

Eine Paste aus gemahlenem schwarzem Sesam und Wasser, 3–5 Minuten im Mund gehalten, soll bei Zahnschmerzen helfen. Auch das Kauen von Sesam fördert der Ayurveda-Lehre nach die Mundhygiene. Er gehört zu den ayurvedischen Kategorien »Pathya«, somit zu den Lebensmitteln, die am bes-

37 Vgl. Vasant Lad und David Frawley: Die Ayurveda Pflanzenheilkunde. S. 122 f.

ten täglich verzehrt werden, und »Agni janana«, da er das Verdauungsfeuer anfacht. Er reduziert »Ama«, Schlacken, soll die Intelligenz fördern, »Mdeha janana«, und ist ein Mittel zur Wundheilung, »Vranashodhana«. Hierfür wird eine Paste aus gemahlenem Sesam und Wasser auf die Wunde gestrichen.

Tipp: Frauen mit Menstruationsproblemen können eine Woche vor dem erwarteten Einsetzen der Periode täglich über Nacht 2 TL schwarzen Sesam einweichen. Am nächsten Morgen wird dieser gemahlen und mit 1,5 TL Jaggery, indischem Palmblütenzucker, den es bei uns in Drogeriemärkten und Bioläden zu kaufen gibt, vermischt. Diese Mischung wird täglich zur Linderung der Beschwerden auf nüchternen Magen eingenommen.

Sesamöl gilt als Aphrodisiakum (»Vajikarana«) und wird für eine Penismassage verwendet, die bei erektiler Dysfunktion und vorzeitigem Samenerguss helfen soll. Außerdem soll sich durch den Verzehr von schwarzem Sesam die Samenqualität verbessern. Zur Linderung von Arthritis sollten die Gelenke mit Sesamöl massiert werden. Des Weiteren ist es ein ayurvedisches Mittel bei Schuppenflechte. Nach der Ayurveda-Lehre reinigt Sesam den gesamten Verdauungstrakt und beugt der Entwicklung von Dickdarmkrebs vor.

Sesam ist zudem den Kategorien »Twachya«, »Balya« und »Keshya« zugeordnet und verbessert somit die Qualität von Haut und Haaren. Das Öl nährt die Haut, indem es tief in sie eindringt, und macht sie samtweich. Daher wird Sesam in der ayurvedischen Lehre auch die Eigenschaft »Yogavahi«, tief ins Gewebe eindringend, zugeschrieben. Die Haare werden gesund und glänzend, Haarausfall wird gestoppt, und neue Haare wachsen nach.[38]

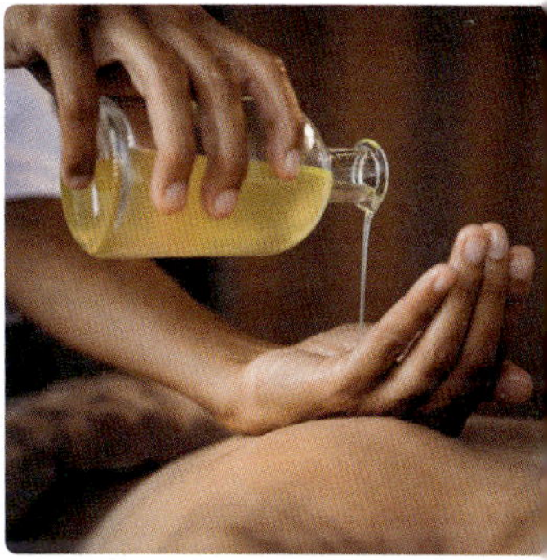

Sesamöl spielt eine wichtige Rolle in zwei Anwendungen des Ayurveda. Bei der »Abhyanga«-Massage wird der Körper mit warmem Öl eingerieben. Sie wird synchron von zwei Personen durchgeführt, die sich auf bestimmte Körperregionen konzentrieren. Dadurch werden die »Doshas« (Lebensenergien) »Pitta«, »Vata« und »Kapha« harmonisiert. Sesam soll das beste Mittel sein, um »Vata« auszugleichen. Der Verstand wird beruhigt, eine tiefe Entspannung und gesunder Schlaf werden gefördert. Bei der »Shirodhara«, dem Stirnölguss, wird mit Kräutern vermischtes, warmes Sesamöl kontinuierlich aus einer Höhe von etwa 10 cm auf die

38 Vgl. www.ayurhelp.com (Stand: 21.03.23)

Stirn gegossen. Dadurch soll das gesamte vegetative Nervensystem harmonisiert werden. Ayurveda-Kuren mit diesen Anwendungen werden nicht nur in Indien oder Sri Lanka angeboten, sondern auch in Deutschland, z. B. in den Ayurveda-Kliniken in Bad Ems und Bad Füssing.[39] Einige Krankenkassen übernehmen die Kosten ganz oder teilweise. Natürlich können Sie eine Ayurveda-Kur auch im Ursprungsland des Ayurveda machen, z. B. in Kerala.[40] Eine Freundin von mir hat sie dort gemacht und fühlte sich danach äußerlich und innerlich um Jahre jünger.

Die Indikationen, für die schwarzer Sesam im Ayurveda verwendet wird, werden nach und nach von der Wissenschaft bestätigt. So wurde z. B. in einer Studie am Maharishi International College in Fairfield, Iowa, festgestellt, dass das Gurgeln mit Sesamöl – im Ayurveda »Kavala« genannt – Parodontitis entgegenwirkt, indem die Bakterien, die zur Entstehung dieser Krankheit beitragen, zu 85 % reduziert wurden.[41]

---

39 www.ayurveda-badems.de und www.ayurvedaway.de (Stand: 21.03.23)

40 Vgl. Tina Engler: Ayurveda in Kerala. In: »Shape« 12/2009.

41 Dieses und weitere Beispiele finden Sie in: Shubhashree Das u. a.: Pharmaceutico-analytical evaluation of sesame oil. S. 29.

Die Indikationen und Anwendungen in der Volksmedizin und TCM

Die Volksmedizin wird von einigen mit Aberglauben in Verbindung gebracht. Interessanterweise werden jedoch viele Indikationen und Anwendungen der Volksmedizin nach und nach von der modernen Wissenschaft bestätigt. In Afrika sagt man, »wenn ein Medizinmann stirbt, geht eine Bibliothek in Flammen auf«, das heißt, das uralte Wissen der Volksmedizin wird nicht mehr an Nachfolger weitergegeben und verblasst. Die Menschen aus früheren Zeiten wussten oft intuitiv, welche Inhaltsstoffe in Pflanzen stecken und welche medizinische Wirkung diese haben.

Sesam ist ein Heilmittel in der Volksmedizin Indiens, Pakistans und Afrikas. In Nigeria gilt er als Mittel zur Steigerung der Fruchtbarkeit. Hierfür werden die Samen gemahlen und mit Gemüse vermischt verzehrt. In Togo isst man für diesen Zweck die jungen Blätter der Pflanze. In der Volksmedizin Asiens und Afrikas wird Sesamöl als Aphrodisiakum, Kräftigungsmittel und zum Entwässern verwendet, außerdem als Medizin bei trockenem Husten, Asthma, allen Arten von Lungenkrankheiten, Entzündungen, Geschwüren, Krankheiten des Urogenitaltraktes, Migräne und Schwindel. Hämorrhoiden werden mit einem Sesamextrakt behandelt, und zerstoßene Samen sollen bei Unterleibsschmerzen helfen. Außerdem wird Sesam als Mittel gegen Blähungen und Schmerzen verwendet. Auch gegen Bluthochdruck soll er helfen.

In der Volksmedizin Asiens und Afrikas spielt Sesam auch bei der Behandlung von Tierkrankheiten eine Rolle. Traditionell wird die Pflanze bei Hautproblemen, Verstopfung, Ekzemen, Euterentzündungen, Lähmungen, Sonnenbrand, Verstauchungen, Ruhr, Krätze, Blähungen, mangelhaftem Milchfluss und als Stärkungsmittel eingesetzt. Eine Mischung aus Sesamsamen, Banane und dem Saft der Tamarinde wird bei Fuß- und Maulkrankheiten äußerlich angewendet. Sesamöl soll Kühen und Pferden bei Koliken helfen. In Indien wird für dasselbe Krankheitsbild Sesamsamenmehl mit Ghee, gereinigter Butter, vermischt und verfüttert. Von alters her wird dort Kühen, die nach der Geburt ihres Kalbs einen Teil der Plazenta zurückhalten, eine Mischung aus Sesamsamenmehl und Palmblütenzucker verabreicht. Wie die moderne Forschung herausfand, fördert ein Alkaloid in dieser Mischung das Zusammenziehen der Gebärmutter.[42]

In der Traditionellen Chinesischen Medizin (TCM) wird Sesamöl der süßen Geschmacksrichtung zugeordnet und gehört zu den Lebensmitteln, mit denen die Körpermitte gestärkt wird.

42 Vgl. Shubhashree Das u. a.: Pharmaceutico-analytical evaluation of sesame oil. S. 26 f.

Nach der TCM stärkt Sesamöl die Lebenskraft Qi, die Nieren, die Leber und den Dickdarm. Wegen seiner hohen Konzentration an Mineralstoffen wird es besonders in der Rekonvaleszenz empfohlen. Süßigkeiten, die Sesam enthalten, sollen die sexuelle Gesundheit von Frauen verbessern und die Fruchtbarkeit erhöhen.[43] In der chinesischen Kräutermedizin werden Sesam und Sesamöl zur Behandlung von Tinnitus, verschwommener Sicht, Verstopfung, Haarausfall, Schwindel und grundsätzlich zur Verjüngung und Entgiftung verwendet.[44] Die chinesischen Kräuterkundigen empfehlen stillenden Müttern zur Stimulation des Milchflusses, Sesamsamen zu rösten, zu mahlen und mit einer kleinen Menge Salz zu sich zu nehmen.

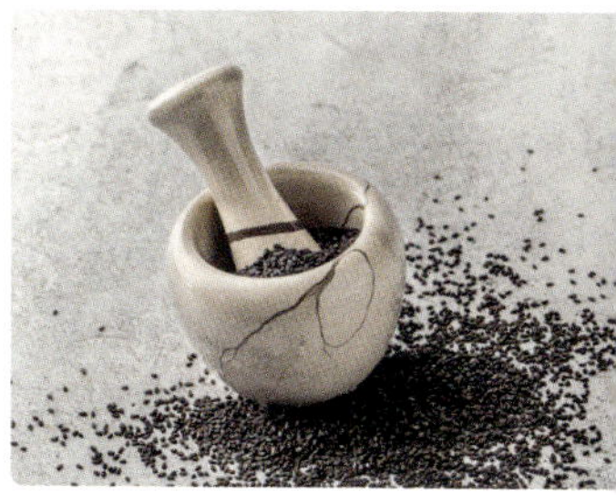

Die Nieren und die Haare werden in der TCM als Einheit angesehen. Arbeiten die Nieren gut, ist das Blut rein und kann die Haare und die Haut optimal mit Nährstoffen versorgen. Gesunde Nieren lassen sich mit Sesam stärken. Bei Nieren- und Leberproblemen wird empfohlen, rohe oder geröstete Sesamsamen zu essen. Den Augen und der Leber wird ebenfalls

43 Vgl. Petra Kolip: Sesam. S. 17.

44 Vgl. James A. Duke: Die Grüne Apotheke. Bechtermünz 2002, S. 394.

ein Zusammenhang zugeschrieben. Wenn die Leber optimal funktioniert, gibt es auch weniger Augenprobleme, da eine Abzweigung des Leber-Meridians zu den Augen führt. Sesam fördert nach der TCM die Lebensenergie, stärkt das Gehirn und verlangsamt Alterungsprozesse und ist daher besonders für ältere Menschen wertvoll. Die Begründer der TCM wussten offenbar intuitiv um die antioxidative Kraft vom Sesam. Schwarzer Sesam ist Bestandteil von vielen traditionellen chinesischen Kräuterrezepturen.

Auch in der tibetischen Volksmedizin wird Sesam für die Stärkung der Verdauungsorgane und als Mittel gegen Verstopfung verwendet. Er soll außerdem gut für Leberkranke geeignet sein.[45] James A. Duke hält Sesam für das vollwertigste Lebensmittel überhaupt.[46]

Sesam sorgt für eine gesunde Haut und schönes, glänzendes Haar

Ayurvedische Ärzte schreiben dem schwarzen Sesam besondere Gesundheits- und Schönheitskräfte zu. Die im

---

45 Vgl. Andrea Überall: Tibetische Hausapotheke. Oesch, 2005, S. 57.

46 Vgl. James A. Duke: Die Grüne Apotheke. S. 519.

schwarzen Sesam konzentriert enthaltenen schwefelhaltigen Aminosäuren Cystein, Methionin und Taurin bewirken den Aufbau von gesunder Haut, dichten Haaren und festen Nägeln. Cystein ist besonders bedeutsam für ein gutes Haarwachstum und den Schutz vor Haarausfall und Glatzenbildung. Taurin unterstützt die Leber dabei, Chemikalien, Medikamentenrückstände und Gifte zu binden, diese auszuscheiden und somit den Körper zu entgiften. Davon profitieren selbstverständlich auch Haut und Haar.

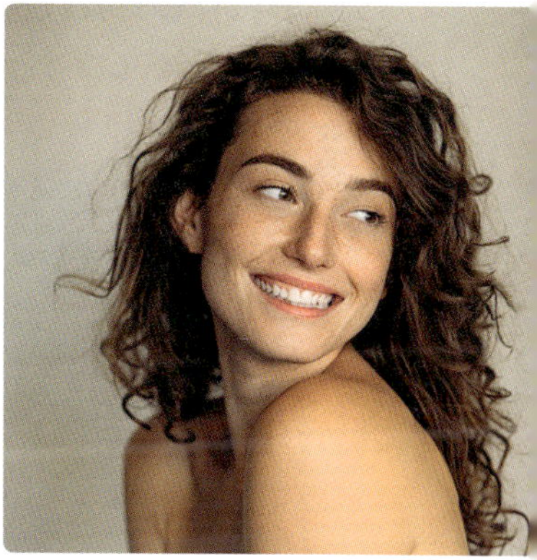

Sesamöl wirkt antibakteriell, antiviral und entzündungshemmend. Mit seinen kraftvollen Antioxidantien Sesamol und Sesamolin sowie seinen ungesättigten Fettsäuren kann das Öl mit der Zeit sogar Pigment- und Altersflecken reduzieren. Da es die Kollagen- und Elastinproduktion stimuliert, wird raue, sensible und strapazierte Haut wieder glatt und geschmeidig. Das Hautbild verfeinert sich, und die altersbedingte Vergrößerung der Hautporen wird verhindert. Diese Wirkung ist auch in der Ayurveda-Lehre bekannt. Die in Sesam reichlich vorhandene Linolsäure stimuliert und harmonisiert den Hautstoffwechsel und regeneriert die

Haut. Überschießende Hautreaktionen werden ausgebremst. Daher lässt sich Sesamöl auch gut bei überempfindlicher Haut wie bei Neurodermitis einsetzen. Ich persönlich verwende reines Sesamöl besonders zur Pflege von trockenen Hautpartien wie den Schienbeinen oder den Händen.

In der traditionellen Medizin Indiens, Afrikas und Asiens wird Sesamöl regelmäßig äußerlich angewendet. Aufgrund seiner antioxidativen Wirkung wird es in vielen Naturkosmetika verwendet. Es verbessert die hauteigene Barrierefunktion, hilft bei Windeldermatitis und, in die Nase eingeführt, bei chronischer Sinusitis sowie gegen Bakterien und Viren in der Atemluft. Auch bei Brandverletzungen hilft Sesamöl. In China wird Moist Exposed Burn Ointment, eine Salbe auf Sesamölbasis, verwendet, um Verbrennungen und Sonnenbrand zu behandeln.[47]

In Deutschland gibt es inzwischen zahlreiche Kosmetikprodukte für Haut und Haar auf der Basis von Sesamöl. Es lässt sich in Seifen, Waschlotions, Cremes und Duschgels finden. Der Vorteil: Es zieht im Vergleich zu z. B. Arganöl schnell ein und verunreinigt die Kleidung nicht. Aus diesem Grund und wegen seines angenehmen Dufts ist es als Haut- und Massageöl beliebt. Sesamöl enthält viel Linolsäure und Antioxidantien

47 Vgl. Dorothea Bedigian: Sesame. S. 479.

und ist daher besonders für strapazierte, müde und trockene Haut ein wahres Labsal. Petra Kolip betont, dass das wertvolle Öl gut in die Interzellularräume zwischen den Hornzellen eindringt. Es bietet aufgrund seiner Antioxidantien sogar einen UV-Schutz von etwa 25 %, verlangsamt die Hautalterung und schenkt ein frisches, jugendliches Aussehen. Das wussten schon die schönen Frauen des Altertums, um die manchmal sogar Kriege geführt wurden. Bereits Homer schrieb über Heras Trickkiste, in der sich Sesamöl befand.[48]

Die internationale Kosmetikindustrie hat Sesam etwa um die Jahrtausendwende vor allem wegen seiner Anti-Aging-Eigenschaften für sich entdeckt. Die kanadische Firma Euoko entwickelte 24 Produkte auf Sesambasis unter anderem für das Aufhellen von Altersflecken. Expanchimie bringt Kosmetika von Sonnenschutz bis Antifaltencreme auf Basis von nativem Sesamöl extra auf den Markt. Baison hat den Badezusatz Baison India Esthe Bath Additive auf der Basis von Sesamöl und asiatischen Kräutern entwickelt und auf den japanischen Markt gebracht. Durch diese Inhaltsstoffe werden der Kreislauf und die Lymphe angeregt, was zur Ausleitung von Schlacken führt und den Fettverbrennungsprozess anregt. Sousselier hat das Massageöl Sesamactive auf Basis von Sesamöl auf den inter-

48 Vgl. Petra Kolip: Sesam. S. 18.

nationalen Markt gebracht, weil die Haut durch die perfekte Balance von Ölsäure und Linolsäure in Sesam ideal geschützt und genährt wird. Die Phytosterole sollen die Hautstruktur verbessern und die Stigmasterole Ödeme ausheilen lassen. Die Produkte Sesamollient und Sesambutter, entwickelt von derselben Firma, basieren auf den Fettsäuren in Sesam und dienen dem Schutz vor UV-A- und UV-B-Strahlung, verbessern das Hautbild und können angegriffenes und sprödes Haar reparieren.[49]

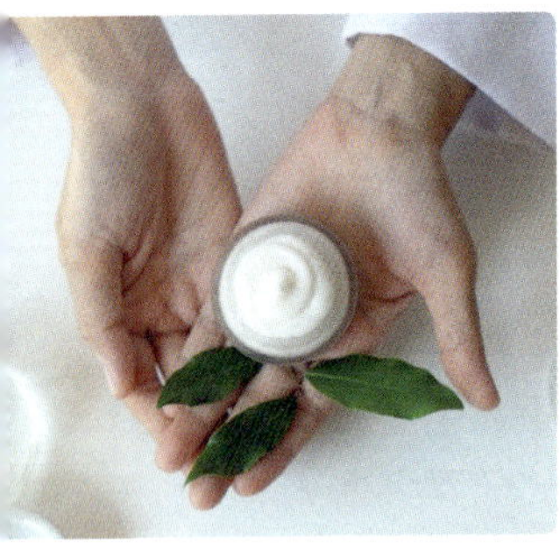

Im Kapitel »Naturkosmetik zum Selbermachen« (siehe S. 94) finden Sie einfache Rezepte für Kosmetikprodukte mit Sesam. Die einfachste Möglichkeit ist es, ein paar Tropfen Sesamöl in die Gebrauchsmenge Ihrer Gesichtscreme zu geben und diese aufzutragen, oder Sie massieren gleich nach dem Aufstehen ein paar Tropfen Sesamöl in Gesicht, Dekolleté und Hals ein und lassen es einwirken, bevor Sie Ihre übliche Hautpflege auftragen.

Auch in Heilsalben spielt Sesamöl eine Rolle, weil es nachweislich die Wundheilung fördert und Schorf bzw. Verkrustungen

49 Vgl. Dorothea Bedigian: Sesame. S. 480.

mild ablöst. Daher wird es auch in Präparaten gegen chronisch trockene Nasenschleimhaut, *Rhinitis sicca* genannt, eingesetzt und wirkt dabei deutlich besser als eine Kochsalzlösung. Die Nasenschleimhaut kann sich regenerieren, ohne dass die empfindlichen Flimmerhärchen in Mitleidenschaft gezogen werden. Studien bestätigen, dass Sesamöl, wenn man es auf Wunden aufträgt, dazu beiträgt, dass sich diese schneller schließen, und es auch bei Geschwüren hilft.[50] Im Ayurveda wird eine Paste aus pflanzlichem Glycerin, Ghee und zerstoßenen Sesamsamen oder -öl für eine verbesserte Wundheilung verwendet, alternativ eine Paste aus Sesam, Ghee und Honig. Auch einer Vergrößerung der Poren beim Altern der Haut kann nach der Ayurveda-Lehre mit Sesamöl entgegengewirkt werden.

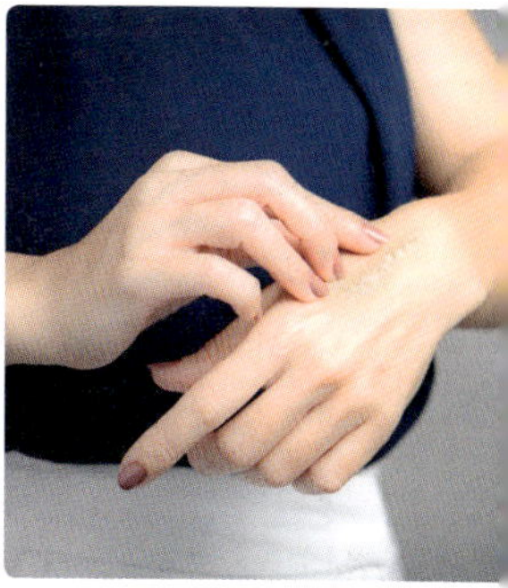

Youthing Strategies hat ein Birthing Oil nach ayurvedischem Rezept auf der Basis von Sesamöl herausgebracht, das während der Schwangerschaft angewendet werden soll und nicht nur die Haut entspannt, sondern auch die Muskeln und das darunterliegende Gewebe, damit keine Schwangerschaftsstreifen entstehen.

50 Vgl. Shubhashree Das u.a.: Pharmaceutico-analytical evaluation of sesame oil. S. 29.

Was gut ist für die Haut, ist auch gut für das Haar. Es gibt zahlreiche Shampoos, Spülungen und Haarmasken auf der Basis von Sesamöl. Das Haar wird glänzend, leicht frisierbar und voluminös. Sogar bei hormonell bedingtem Haarausfall haben sich Haarpflegeprodukte auf Sesambasis bewährt. Viele Rezepte finden Sie im Kapitel »Naturkosmetik zum Selbermachen« (siehe S. 94). Als einfachste Anwendung für schöne Haare massieren Sie kalt gepresstes Sesamöl in die Haarspitzen oder auch in die Längen, lassen es mindestens 2 Stunden lang, besser über Nacht, einwirken und waschen dann die Haare mit einem milden Shampoo.

Sesam schützt das Herz

Herz-Kreislauf-Erkrankungen sind in Deutschland die Todesursache Nummer eins. Die Hauptrisikofaktoren dafür sind ein hoher Blutdruck und erhöhte Cholesterinwerte.[51] Zwischen beiden Symptomen besteht ein Zusammenhang: Meist entstehen diese Beschwerden durch oxidative Prozesse. Sesam ist aufgrund seiner hohen Konzentration an Antioxidantien

51 Vgl. www.cholesterin-neu-verstehen.de (Stand: 21.03.23)
Auf dieser Website können Sie auch einen persönlichen Risikofragebogen ausfüllen.

ein guter Gegenspieler. Schwarzer Sesam steigert wirkungsvoll die Aktivität der enzymatischen wie auch der nicht-enzymatischen Antioxidantien und senkt die Marker für oxidativen Stress.[52]

Cholesterin ist ein wichtiger Baustein für die Zellmembranen. Eine dauerhafte Erhöhung des »schlechten« LDL-Werts ist jedoch gefährlich, weil dadurch Arteriosklerose entstehen kann. Das »gute« HDL-Cholesterin transportiert das überschüssige Cholesterin aus den Organen und Gefäßwänden zur Leber, wo es abgebaut und zusammen mit Gallensäure ausgeschieden wird. Überflüssiges Cholesterin lagert sich als Plaque in den Arterienwänden ab und verengt die Adern. Infolgedessen treten Durchblutungsstörungen, Schlaganfälle oder Herzinfarkte auf. Da der Körper versucht, das Blut mit mehr Druck durch die verengten Arterien zu pumpen, steigt der Blutdruck.

Arteriosklerose wird auch als »stiller Killer« bezeichnet, denn man bemerkt sie erst, wenn es schon spät bzw. zu spät ist. Cholesterin tut sozusagen nicht weh. Tauchen erste Beschwerden auf, ist der Durchmesser der Arterien schon um 70 % verringert. Jeder sollte in seiner Hausarztpraxis also nicht nur re-

52 Luciana de Almeida Vittori Gouveia u. a.: Effects of the Intake of Sesame Seeds and Derivatives on Oxidative Stress. S. 337–345.

gelmäßig seinen Blutdruck und Blutzuckerspiegel überprüfen lassen, sondern auch seine Cholesterinwerte.

Zu wenig Bewegung und eine ungesunde Ernährung mit vielen Fetten tierischen Ursprungs wie in Fleisch, Wurst und Milchprodukten begünstigen den Anstieg des LDL-Werts. Fast Food,

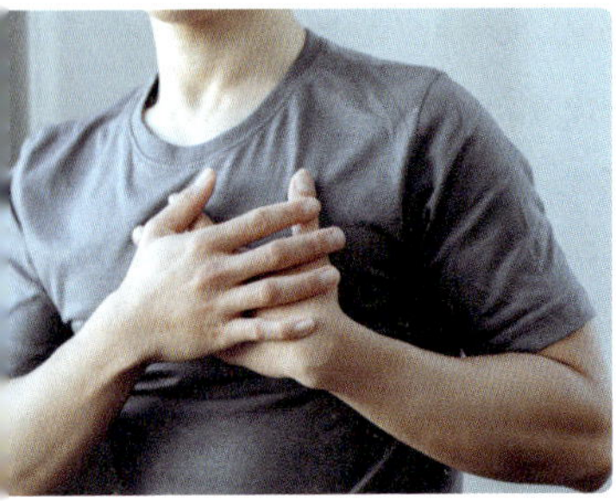

Fertiggerichte und Süßigkeiten wirken sich ebenfalls ungünstig darauf aus und sollten daher nur selten verzehrt werden. Stattdessen greifen Sie besser auf Gemüse, Hülsenfrüchte, Vollkornprodukte und hochwertige Pflanzenöle zurück.

Sesamöl, das zeigen Studien auch am Menschen, senkt den Wert des »schlechten« LDL-Cholesterins und lässt das HDL-Cholesterin steigen. Für diesen Effekt ist maßgeblich das Lignan Sesamol verantwortlich.[53] Sesamöl erhöht das Niveau von Gamma-Tocopherol im Blutplasma und intensiviert die antioxidativen Wirkungen von Vitamin E, was Herzkrankheiten vorbeugt. Das fanden Forscher bereits im Jahr 2001 heraus. Im Rahmen der Studie aßen Probanden Muffins mit Sesamsamen, die natürlicherweise 5 mg Gamma-Tocopherol enthielten. Das

53 Vgl. Shubhashree Das u. a.: Pharmaceutico-analytical evaluation of sesame oil. S. 3, 16.

Niveau dieses Vitamins stieg um 19 %, was bei derselben Menge Vitamin E aus anderen Quellen nicht der Fall war.[54] Ein hoher Spiegel an Gamma-Tocopherol wirkt krebsvorbeugend.[55] Die Lignane Sesamol und Sesaminol verhindern die Oxidation des menschlichen LDL-Cholesterins, verringern die Blutfettwerte, den Wert von Arachidonsäure und die Aufnahme von Cholesterin aus Lebensmitteln sowie die körpereigene Cholesterin-Synthese.[56] Sesaminol schaltet dabei Peroxid-Radikale wesentlich effektiver aus als Alpha-Tocopherol und Medikamente mit dem Wirkstoff Probucol. Probucol ist ein Lipidsenker und offenbar nicht in der Lage, Arteriosklerose zu verringern, weil cholesterinsenkende Medikamente zwar das LDL-Cholesterin beeinflussen, aber auch das »gute« HDL-Cholesterin.[57] In einer Studie, in der die Probanden über 3 Monate hinweg ein Gemisch aus Sesam- und Reiskeimöl zu sich nahmen, verringerte sich der »schlechte« LDL-Wert um 26 %, und der »gute« HDL-Wert stieg um 9,5 %. Das schafft kein Medikament.[58]

---

54 Vgl. Robert V. Cooney u. a.: Effects of dietary sesame seeds on plasma tocopherol levels. In: »Nutrition and Cancer« 2001.

55 Vgl. Shubhashree Das: Pharmaceutico-analytical evaluation of sesame oil. S. 21.

56 Vgl. Niti Pathak u. a.: Sesame: Bioactive Compounds and Health Benefits.

57 Vgl. Dorothea Bedigian: Sesame. S. 115.

58 Vgl. Devarajan Sankar u. a.: A blend of sesame oil and rice bran oil lowers blood pressure and improves the lipid profile in mild to moderate hypertensive patiens. In: »American Heart Association Meeting Report«, 19. September 2012.

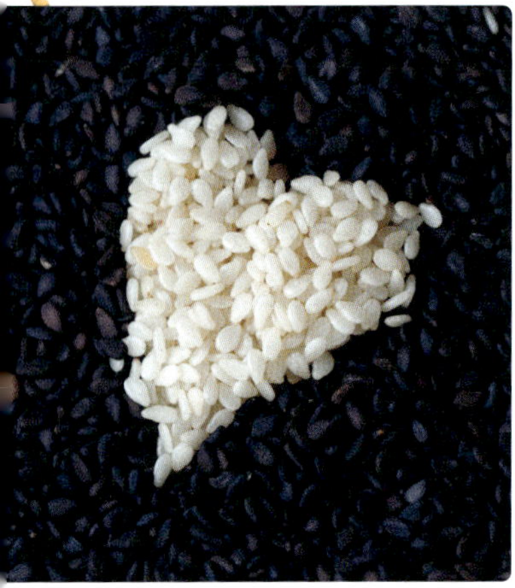

Auch die Phytosterole, die bioaktiven Substanzen aus der Familie der Triterpene, in Sesam wie Sitosterol, Campesterol und Stigmasterol sind in der Lage, erhöhte Cholesterinwerte zu senken, indem sie die Aufnahme von Cholesterin aus tierischem Fett im Dünndarm erschweren. Ihre Struktur ist der von Cholesterin ähnlich, weshalb sie im Stoffwechsel mit diesem konkurrieren. Sesam ist mit 540 mg/100 g die Pflanze mit dem höchsten Phytosterol-Gehalt.[59] Die cholesterinsenkende Wirkung von Phytosterolen, besonders die des Beta-Sitosterins, ist gut erforscht.[60]

Phytosterole können den Cholesterinwert so dramatisch senken, dass sie Margarinen und Ölen zugesetzt werden, die dann den Vermerk »senkt den Cholesterinspiegel« auf der Packung tragen dürfen. Außerdem wirken Phytosterole antientzündlich, antioxidativ und krebsvorbeugend. Schwarzer und brauner Sesam enthalten sogar noch mehr Phytosterole als weißer Sesam. Eine Übersichtsstudie zeigt auf, dass Se-

59 Vgl. Shubhashree Das u. a.: Pharmaceutico-analytical evaluation of sesame oil. S. 21.

60 Vgl. Niti Pathak u. a.: Sesame: Bioactive Compounds and Health Benefits. S. 10.

sam einen zu hohen Blutdruck senkt und die Blutfettwerte signifikant verbessert.[61] Bei Probanden mit erhöhtem Blutdruck, die Sesam aßen, verringerten sich der systolische und diastolische Blutdruck und somit auch das Risiko, einen Herzinfarkt zu erleiden. In einer Studie mit einem Ölgemisch aus Sesam- und Reiskeimöl sank der systolische Blutdruck um 14 Punkte, der diastolische um 11.[62] Sesam enthält einen hohen Prozentsatz an Magnesium, das ebenfalls blutdrucksenkend wirkt.

Zur Vorbeugung von Herz-Kreislauf-Erkrankungen sind Antioxidantien wichtig, da sie gefährliche freie Radikale einfangen und neutralisieren, die die Zellen zerstören und auf Dauer zur Entstehung solcher Krankheiten oder auch neurodegenerativer Störungen wie Alzheimer führen können sowie das Immunsystem schwächen. Sesam ist ein Füllhorn an Antioxidantien. Kein Wunder, dass er in Gesundheitsprodukten bzw. Functional Foods immer beliebter wird, die das Herz schützen, die Leber stärken und Krebs vorbeugen sollen. Studien zeigen, dass das Lignan Sesamol Radikale effektiver einfängt

61 Vgl. Carolina A. Cardoso u. a.: The effect of dietary intake of sesame derivatives related to the lipid profile and blood pressure: A systematic review. In: Critical Reviews in Food Science and Nutrition Vol. 58, Issue 1, Januar 2018, S. 116–125.

62 Vgl. Ravinder Singh u. a.: Sesame and rice bran oil lowers blood pressure, improves cholesterol. In: »Science Daily«, 19. September 2012. & Daniela Hacke: Sesamöl als Blutdrucksenker?, Hrsg. Carstens-Stiftung, veröffentlicht am 24.09.2012.

als Resveratrol aus Traubenkernen, das bisher als das potenteste Antioxidans angesehenen wurde.[63]

Die Inhaltsstoffe von Sesam schützen das Herz auf vielfältige Weise: Durch ihre kraftvollen Antioxidantien, Lignane, Mineralstoffe und ihr Vitamin E werden ein erhöhter Blutdruck gesenkt, Arteriosklerose vorgebeugt und abgebaut und der Cholesterinspiegel sowie die Blutfettwerte optimiert. Damit ist der Verzehr von Sesam eine wirksame Prophylaxe für Herzinfarkt und Schlaganfall. Für die optimale Herzgesundheit empfehle ich Ihnen, nicht nur täglich Sesam zu essen, sondern sich auch pflanzenbasiert zu ernähren, sich regelmäßig zu bewegen und Tiefenentspannung sowie Stressabbau zu praktizieren. Dafür eignet sich z. B. das authentische Reiki, eine einfache und wirksame Methode, die ich seit 1984 in Seminaren weitergebe.

Sesam beugt Krebserkrankungen vor

Krebs ist gleich nach Herz-Kreislauf-Erkrankungen die zweithäufigste Todesursache bei uns und in vielen weiteren Ländern. Die Tendenz ist steigend. Chemotherapie, Strahlenthe-

63 Vgl. Dorothea Bedigian: Sesame. S. 113.

rapie und die chirurgische Entfernung von Tumoren gehören zur Standardbehandlung. Aber auch natürliche Mittel aus dem Pflanzenreich wie Sesam und Sesamin sind als mögliche Mittel für Prävention und Therapie besonders in den letzten beiden Jahrzehnten in den Fokus der Wissenschaft gerückt.

Dabei sind vor allem das Vitamin E bzw. das Gamma-Tocopherol und die Lignane hervorzuheben. Gamma-Tocopherol besitzt krebshemmende Eigenschaften, und die Lignane in Sesam steigern seine Wirksamkeit, indem sie seinen Abbau verlangsamen. Lignane wie Sesamin werden vom menschlichen Körper absorbiert und zu äußerst stark antioxidativen Stoffwechselprodukten umgewandelt. Die Darmbakterien wandeln sie zu weiteren bioaktiven Bestandteilen wie den Lignanen Enterolacton und Enterodiol um, die sich als besonders wirksam zur Vorbeugung von Brust-, Prostata- und Dickdarmkrebs erwiesen haben.[64]

In einer Übersichtsstudie aus dem Jahr 2017 wurde die krebshemmende Wirkung von Sesamin anhand von Labor- und Tierstudien analysiert. Durch seine antioxidative Wirkung beugt es Krebserkrankungen vor und schützt gesunde Zellen während einer Chemotherapie. Sesamin verhindert die Vermehrung von Krebszellen, setzt deren Apoptose in Gang,

64 Vgl. Niti Pathak u. a.: Sesame: Bioactive Compounds and Health Benefits. S. 8.

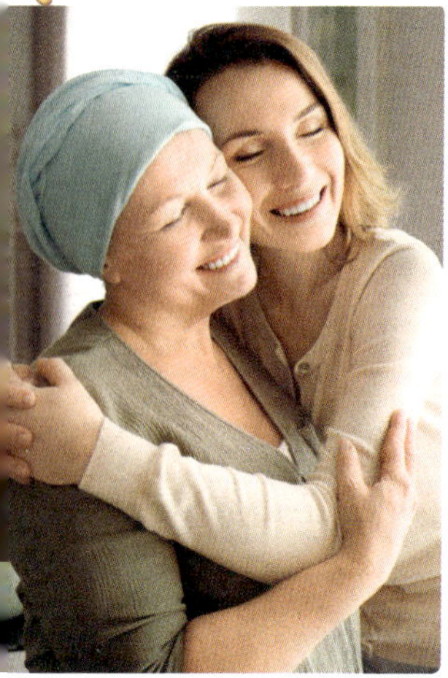

wirkt der Bildung von Metastasen entgegen, bringt die Krebszellen dazu, sich wie gesunde Zellen zu differenzieren, und verhindert deren Anhaftung am Gewebe. Dass Sesamin die Bildung von Tochtergeschwülsten verhindert, ist aus dem Grund bedeutsam, dass die meisten Menschen mit Krebserkrankung nicht am Primärtumor sterben, sondern an den Metastasen. Gleichzeitig verbessert Sesamin die Wirkung einer Chemotherapie. Dieser Effekt wurde bei einer großen Bandbreite von verschiedenen Krebsarten wie Brustkrebs, Leukämie, Prostatakrebs, Dickdarmkrebs und Lungenkrebs beobachtet.

Im Tierversuch schrumpfte bei Sesamingaben die Größe eines Mammakarzinoms durchschnittlich um 23 % mehr als bei der Vergleichsgruppe. Die Studie zeigte auch, dass Sesamin das Wachstum von Brustkrebstumoren weitaus wirksamer verhindert als die Lignane in Leinsamen. Sesamin und seine Derivate beeinträchtigten die gesunden Zellen nicht und hatten keinerlei Nebenwirkungen. Die Bioverfügbarkeit von Sesamin stellte sich auch in Humanstudien als hervorragend heraus. Das Ergebnis, dass Sesamin gegen Krebs wirkt, ist beeindruckend. Die Forscher empfehlen daher, Sesamin sowohl zur Prävention als auch zur begleitenden Therapie unterschiedlicher Krebsarten einzusetzen.[65]

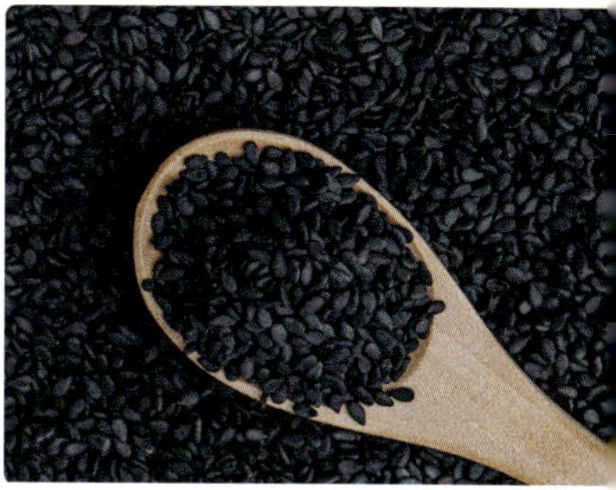

Das vorherrschende Vitamin E Gamma-Tocopherol in Sesam beugt ebenfalls der Entstehung von Brustkrebs und weiteren Krebsarten vor. Tocopherole und besonders Gamma-Tocopherol sind starke Antioxidantien und haben ein hohes Antitumor-Potenzial.[66] In seiner Rolle als Antioxidans stellt es Alpha- und Beta-Tocopherol in den Schatten. Gamma-Tocopherol und Sesamin aus Sesam haben einen synergetischen Effekt, unterstützen sich also gegenseitig in ihrer Wirkung.

Sesamöl konnte in der Petrischale das Wachstum von bösartigen Melanomzellen und die Ausbildung von menschlichen Krebszellen im Darm stoppen. Neben dem Vitamin E und den Lignanen in Sesam wirken auch seine Ballaststoffe und die

65 Vgl. Amin F. Majdalawieh u. a.: A comprehensive review on the anti-cancer properties and mechanisms of action of sesamin, a lingna in sesame seeds. In: »European Journal of Pharmacology« Oktober 2017.

66 Vgl. Niti Pathak u. a.: Sesame: Bioactive Compounds and Health Benefits. S. 8.

Myristinsäure sowie die hohe Konzentration an Phytosterolen wie Sitosterol, Campesterol und Stigmasterol krebshemmend.[67]

Laut einer schwedischen Studie war das Erkrankungsrisiko für Brustkrebs bei Frauen, die eine Hormonersatztherapie (HET) durchführten, um 17 % geringer, wenn jene dauerhaft reichlich Lignane über ihre Nahrung aufnahmen.[68] Frauen mit Brustkrebs nach der Menopause haben bessere Überlebenschancen, wenn der Spiegel an Sesam-Lignanen in ihrem Blut hoch ist.[69]

Was Krebs anbelangt, hat Sesam sowohl einen präventiven als auch einen therapeutischen Wert. Für die Krebs-Prophylaxe rate ich dazu, täglich mindestens 1–2 TL der wohlschmeckenden Samen, am besten die schwarze, ursprüngliche Variante, zu verzehren, wie es auch von der Ayurveda-Lehre empfohlen wird.

67 Vgl. Shubhashree Das u. a.: Pharmaceutico-analytical evaluation of sesame oil. S. 16, 35.

68 Vgl. Amin F. Majdalawieh u. a.: A comprehensive review on the anti-cancer properties and mechanisms of action of sesamin, a lingna in sesame seeds.

69 Vgl. Katharina Buck u. a.: Serum enterolactone and prognosis of postmenopausal breast cancer. S. 3730–3738.

Heilwirkungen von Sesam A–Z

Sesam enthält viele bioaktive Substanzen wie Phenole, Lignane, Tocopherole bzw. Vitamin E, Phytosterole, mehrfach ungesättigte Fettsäuren sowie Peptide mit medizinischer Wirksamkeit. Diese Stoffe wirken antioxidativ, blockieren die Aufnahme von Cholesterin, machen Viren und Bakterien unschädlich, verhindern eine übermäßige Bildung von Blutplättchen oder zerstören schädliche Darmbakterien. Die Bandbreite der Anwendungen ist erstaunlich.

Allergien

Obwohl Sesam selbst ein hohes Potenzial hat, allergische Reaktionen auszulösen, wirken seine Bestandteile wie Lignane antiallergen.[70]

Alterserscheinungen

Verjüngung bzw. Anti-Aging steht hoch im Kurs – vielleicht deshalb, weil die Menschen immer länger leben und auch im Alter noch fit sein möchten. Im Ayurveda gilt Sesam als Verjüngungsmittel (»Rasayana«). Diese Wirkung ist hauptsächlich auf seine Antioxidantien und Phytoöstrogene zurückzuführen und wird durch jüngere Studien bestätigt.

70 Vgl. Dorothea Bedigian: Sesame. S. 142, 149.

Aphrodisiakum

Traditionell werden in der Volksmedizin Afrikas und in der indischen Ayurveda-Lehre Sesamsamen und -öl als Aphrodisiakum verwendet.[71] Diese Wirkung ist plausibel, weil die Phytoöstrogene in Sesam den männlichen sowie den weiblichen Hormonspiegel ausgleichen und bei älteren Männern den Abfall des männlichen Hormons Testosteron abfedern.

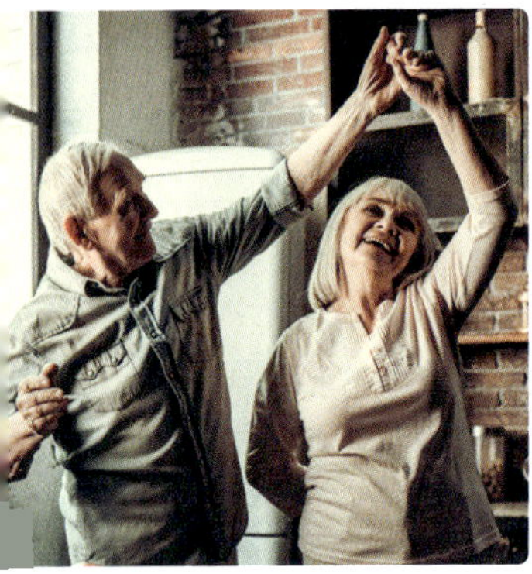

Arthritis

Der Ayurveda-Lehre zufolge wird aus Sesamöl, das aus schwarzen Samen gewonnen wird, zusammen mit dem Öl aus Gelbholzbaum eine arzneiliche Ölmischung zubereitet, die zur antiarthritischen Massageeinreibung verwendet wird.[72] Bestandteile des Sesams wie Semamol und Sesamin wirken nachweislich antientzündlich. Ein anderes ayurvedisches Öl, das zur Behandlung von Arthritis verwendet wird, besteht aus 31 g Kampfer-Pulver (in der Apotheke erhältlich) und 500 ml Sesamöl, bestenfalls aus schwarzen Samen.

71 Vgl. Shubhashree Das u. a.: Pharmaceutico-analytical evaluation of sesame oil. S. 26.

72 Vgl. Vasant Lad und David Frawley: Die Ayurveda-Pflanzenheilkunde. S. 179.

Arteriosklerose

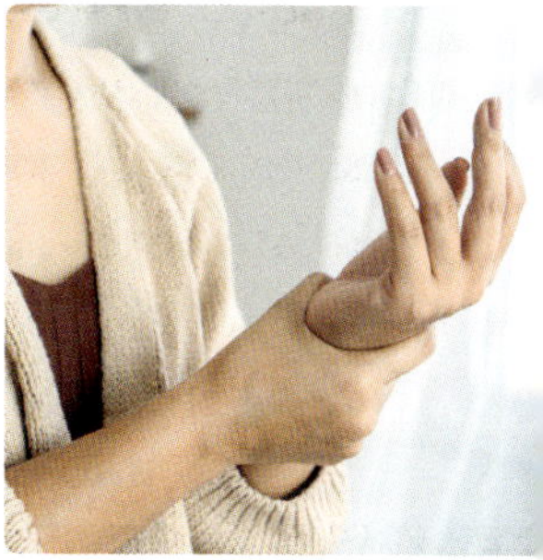

Arterieninnenwandverkalkungen fördern das Risiko für Herz-Kreislauf-Erkrankungen wie Herzinfarkte. Sesam verhindert die Ablagerung von Plaques in den Blutgefäßen, indem Inhaltsstoffe wie Lignane den Fettstoffwechsel optimieren, die Aufnahme von Cholesterin im Dünndarm reduzieren und die Oxidation des LDL-Cholesterins verhindern.[73]

Bakterielle Infektion

Die antibakterielle Wirkung von Sesam und Sesamöl gegen krank machende Bakterien wie *Staphylokokkus* und *Streptokokkus* wurde durch Studien belegt.[74] In Indien wird Sesamöl aus schwarzen Samen als antibakterielle Mundspülung verwendet.

Bluthochdruck

Womöglich ist ein normaler Blutdruck die wichtigste Grundlage für ein gesundes, langes Leben. In Deutschland haben nur 53 % der Frauen und 29 % der Männer zwischen 18 und

73 Vgl. Dorothea Bedigian: Sesame. S. 148.

74 Vgl. Shubhashree Das u. a.: Pharmaceutico-analytical evaluation of sesame oil. S. 3.

79 Jahren optimale Blutdruckwerte unter 120/80 mmHg. Bluthochdruck ist noch vor dem Rauchen die Hauptursache für Schlaganfälle, Herzinfarkte und dadurch verursachte schwere Behinderungen und vorzeitigen Tod. Sesam senkt einen zu hohen Blutdruck signifikant (siehe S. 64 ff.).

Cholesterin

Ein erhöhter Cholesterinspiegel gilt als Risikofaktor für Arteriosklerose und damit für Herz-Kreislauf-Erkrankungen. Sesam verringert den Cholesterinspiegel, indem es die Synthese von Cholesterin bremst und die Aufnahme von Cholesterin aus der Nahrung verringert. Frauen nach der Menopause nahmen im Rahmen einer Studie Sesammehl zu sich. Ihr Gesamtcholesterinwert sank um 5 %, der des »schlechten« LDL-Cholesterins sogar um 10 %. Die Oxidation des LDL-Cholesterins, wodurch die Enstehung von Arteriosklerose begünstigt wird, wurde verlangsamt.[75]

Durchfall

Sesamgel zu trinken, hilft bei Durchfall. Bereits US-Präsident Thomas Jefferson, der dieses Wissen von Sklaven erhalten

75 Vgl. Dorothea Bedigian: Sesame. S. 148–149.

hatte, schwor Anfang des 19. Jahrhunderts darauf und übte sich selbst im Sesamanbau. Zur Gewinnung des Sesamgels werden die Sesamblätter ein paar Minuten lang in kaltes Wasser eingelegt. Stehen nur getrocknete Blätter zur Verfügung, wird dafür heißes Wasser verwendet. Das Gel soll auch äußerlich bei entzündeten Augen, Verbrennungen, Schnitten und Wunden helfen.[76]

Entzündungen

Viele Bestandteile von Sesam, besonders die Lignane wie Sesamin, wirken antientzündlich, wie in etlichen Studien belegt werden konnte.[77]

Fruchtbarkeitsstörungen

In der TCM wird Frauen Öl aus schwarzem Sesam verabreicht, um ihre Fruchtbarkeit zu erhöhen. Die Einwohner Afrikas, die Begründer des Ayurveda und die Pioniere der TCM haben die positiven Wirkungen der Phytoöstrogene in Sesam zur Harmonisierung des Hormonhaushalts erahnt (siehe

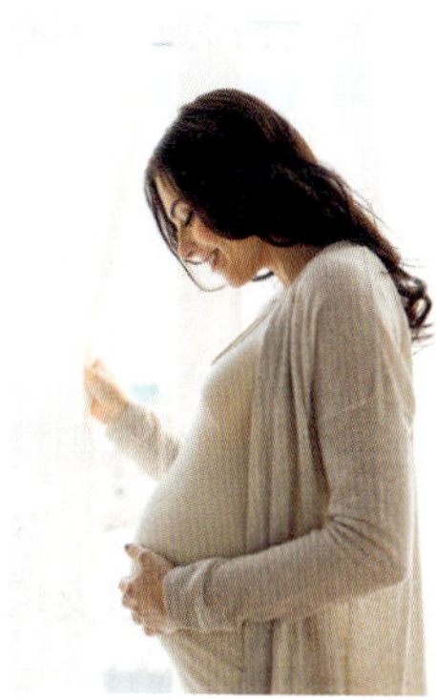

76 Vgl. ebd., S. 394.
77 Vgl. ebd., S. 149, 502.

S. 48 ff.). Auch die Frauen im alten Babylon aßen Sesam mit Honig, um ihre Fruchtbarkeit zu steigern. Da die Aufnahme von Sesam die Spermienanzahl erhöhen soll, können Männer damit ebenfalls ihre Fruchtbarkeit verbessern.[78] Der Ayurveda-Lehre zufolge sollen sich mit Sesam auch die Samenqualität steigern und Probleme wie erektile Dysfunktion und vorzeitiger Samenerguss beheben lassen.

Gehirnerkrankungen

Sesamin, das vorherrschende Lignan in Sesam, schützt die Gehirnzellen vor oxidativem Stress durch Angriffe von freien Radikalen.[79] Damit wird die Gefahr, an einer neurodegenerativen Erkrankung wie Alzheimer oder Morbus Parkinson zu erkranken, reduziert.

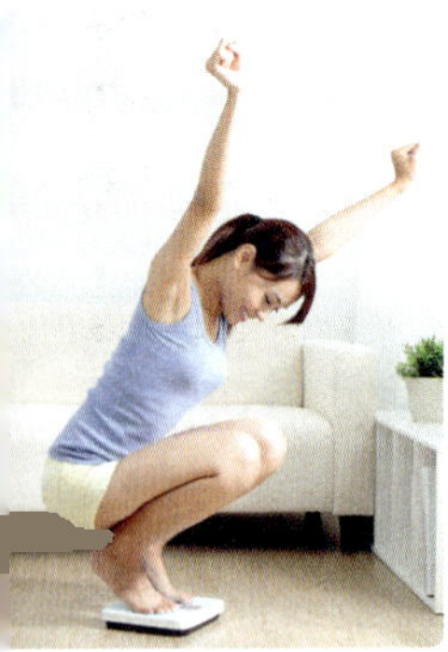

Gewichtsprobleme

Sesam hilft dabei, das Gewicht zu regulieren. Im Rahmen einer Studie an der Harvard-Universität verzehrte eine Gruppe weiblicher Versuchspersonen eine Mischung aus Lein-

78 Vgl. Fatemeh Nejatbakhsh u. a.: Recommended foods for male infertility in Iranian traditional medicine. In: »Iranian Journal of Reproductive Medicine« Vol. 10, Issue 6, 2012, S. 511–516.

79 Vgl. Dorothea Bedigian: Sesame. S. 149.

und Sesamsamen, die andere nahm keine Ölfrüchte zu sich. Die Frauen der ersten Gruppe verloren überflüssige Pfunde und konnten ihr Gewicht danach halten.[80] Der Ayurveda-Lehre zufolge ist Sesam ein gutes Mittel zum Abnehmen, weil es entschlackend und schleimlösend wirkt.

Gürtelrose

Bei Gürtelrose setzten schon die alten Griechen Sesamöl äußerlich ein. Diese Verwendung ist auch in der Ayurveda-Lehre und der TCM bekannt.

Haarausfall

In der TCM wird Öl aus schwarzem Sesam in die Kopfhaut einmassiert, um Haarausfall zu stoppen. Dadurch wird Haarausfall nicht nur ähnlich effektiv wie durch die Einnahme des nebenwirkungsreichen Medikaments Theophyllin verhindert, sondern auch das Ergrauen der Haare und Schuppenbildung.[81] Durch die Antioxidantien im Sesamöl werden die Haare zudem vor Schäden durch UV-Licht geschützt. Im Rah-

80 Vgl. Alexandra Link: Schneller abnehmen: Neue Studien: Diese 2 Lebensmittel sorgen dafür, dass ihr nicht zunehmt. In: »Elle«, 30. Oktober 2015.

81 Vgl. Jiradej Manosroi u. a.: 5-Alpha-Reductase Inhibition and Melangogenesis Acitivity of Sesamin from Sesame Seeds for Hair Cosmetics. In: »Chiang Mai Journal of Science« 2015 Vol. 42, Issue 3, S. 669-680.

men einer Studie zur Wirkung von Sesamöl auf kreisrunden Haarausfall *(Alopecia areata)* wurde es täglich in die Kopfhaut der Probanden einmassiert. Nach 3 Monaten waren bei 97 % der Probanden die Haare nachgewachsen.

Hautleiden

Von alters her wird das Öl oder das Mehl aus schwarzen Sesamsamen im Ayurveda als Sonnenschutz, Anti-Falten-Mittel, zur Pflege der Haut sowie als Massageöl eingesetzt. Sesam bindet die Feuchtigkeit in den oberen Hautschichten und wirkt antientzündlich sowie antibakteriell.

Herzerkrankungen

Sesam schützt mit seinem hohen antioxidativen Potenzial durch Lignane und Gamma-Tocopherol das Herz. Zudem trägt er zu dessen Schutz bei, indem er einen zu hohen Blutdruck senkt, den LDL-Spiegel reduziert und das LDL-Cholesterin vor Oxidation schützt, während er den HDL-Spiegel ansteigen lässt.

Ischialgie

In der TCM, dem Ayurveda und der Volksmedizin Afrikas wird Sesam bei Ischiasbeschwerden äußerlich angewendet. Für die

Herstellung einer Sesampaste eignet sich folgendes altägyptische Rezept: 4 EL geraspelten Ingwer mit 6 EL Sesamöl und 1 TL Zitronensaft vermischen. Die Mischung auf die betroffene Stelle auftragen und mit einem Baumwolltuch abdecken. Sesamöl ist voller entzündungshemmender Antioxidantien, und Ingwer gilt als rötendes Mittel oder Rubefaziens, das die Durchblutung anregt.[82]

Knochenprobleme

Sesam ist reich an Calcium und Magnesium, die durch ihr ideales Mengenverhältnis gut vom Körper aufgenommen werden können. Sesam enthält mit 780 mg/100 g mehr als das 6-Fache an Calcium von Milch und ist dadurch gut dafür geeignet, Osteoporose vorzubeugen. Der Ayurveda-Lehre zufolge soll man für die Knochengesundheit nach dem Mittag- und Abendessen ½ TL frisch gemahlene schwarze Sesamsamen mit etwas Wasser oder Honig zu sich nehmen.

Lebererkrankungen

Das Sesamin in Sesam unterstützt die Leber bei der Entgiftung von Chemikalien. Die Fettverdauung durch die Leber wird angeregt und damit der Blutfettspiegel gesenkt. Sesamin in-

82 Vgl. James A. Duke: Die Grüne Apotheke. S. 288.

tensiviert die Leber schützende Wirkung von Vitamin E und der Omega-3-Fettsäure DHA. Außerdem wird Sesamin in den Leberzellen in den Metaboliten Catechol umgewandelt, der die Leberzellen vor der toxischen Wirkung aktiven Sauerstoffs schützt.[83]

Lippenherpes

Sesamöl aus schwarzen Samen wird in der Ayurveda-Lehre traditionell äußerlich und innerlich bei Lippenherpes eingesetzt.

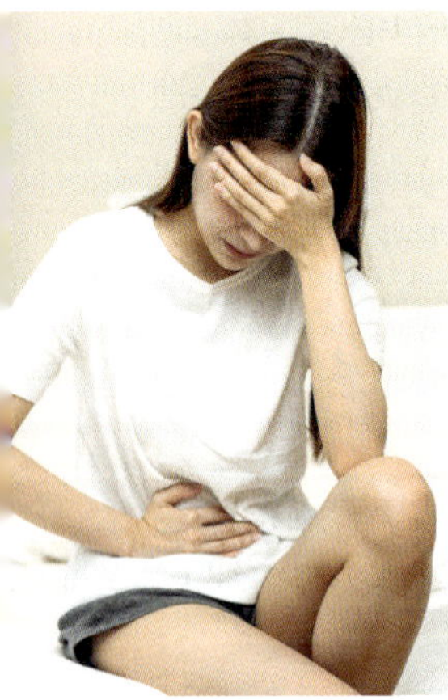

Menstruationsbeschwerden

Der Ayurveda-Lehre zufolge erleichtert die Einnahme von Sesamöl aus schwarzen Samen die Menstruation (»Arthava«) und unterstützt dadurch die Gebärmutter (»Garbhashayashodhana«) bei ihrer Reinigung.[84] Die Polyphenole und Gerbstoffe in Sesam wirken entkrampfend und reinigend.

83 Vgl. Dorothea Bedigian: Sesame. S. 149, 479.
84 Vgl. Shubhashree Das: Pharmaceutico-analytical evaluation of sesame oil. S. 29.

Migräne

Im Ayurveda werden kleine Mengen Kampfer, Kardamom und Zimt in Sesamöl aus schwarzen Samen gerührt und äußerlich bei Migräne, Kopfschmerzen und Schwindel angewendet.

Nasentrockenheit

Bei einer trockenen Nase *(Rhinitis sicca)* kann es zu Juckreiz, Brennen, Ekzem- und Borkenbildung kommen, manchmal auch zu Nasenbluten. Hierzulande wird als Mittel der Wahl oft eine isotonische Kochsalzlösung empfohlen. In schwedischen Studien wurde festgestellt, dass diese Symptome durch die Behandlung mit medizinischem Sesamöl im Vergleich zu einer Kochsalzlösung signifikant besser gelindert wurden, ohne dass die empfindlichen Flimmerhärchen beeinträchtigt wurden.[85] Als GeloSitin ist ein spezielles Sesamölpräparat auch in deutschen Apotheken erhältlich.

Nervosität

Sesam gleicht zu viel »Vata« aus, eines der drei »Doshas« in der Ayurveda-Lehre. Hat ein Mensch ein Übergewicht daran, ist er

85 Vgl. J. Johnsen u.a.: Pure sesame oil vs. isotonic sodium chloride as treatment for dry nasal mucosa. In: »Archives of Otorlaryngology-Head & Neck Surgery« Fol. 127 November 2001.

nervös, »hibbelig« und wenig geerdet. Für eine ayurvedische Gewürzmischung bei zu viel »Vata« wird empfohlen, Kreuzkümmelsamen, Senfsamen, Curryblätter, schwarze Sesamsamen, Ingwer, Knoblauch, Asafoetida, Kurkuma und Tamarindenpaste zu gleichen Teilen in Sesamöl anzubraten.[86]

Osteoarthritis

Osteoarthritis ist eine degenerative Erkrankung, die oft von großen Schmerzen begleitet ist. Im Rahmen einer Studie, in der die Wirkung von Sesam auf Knie-Osteoarthritis erforscht wurde, wurden 50 Patienten in zwei Gruppen aufgeteilt. Die eine Gruppe aß über einen Zeitraum von 2 Monaten täglich 40 g Sesamsamen. Bei dieser Gruppe wurde eine signifikante Verringerung der Schmerzen festgestellt.[87] Der Ayurveda-Lehre zufolge sollen bei Arthritis 2 TL schwarze Sesamsamen täglich gegessen und schmerzende Gelenke mit schwarzem Sesamöl eingerieben werden. Die bioaktive Substanz Sesamol reduziert die Produktion von entzündungsfördernden Stoffen im Körper und schwächt dadurch auch Entzündungsschmerzen ab.

---

86 Vgl. Kerstin Rosenberg und Tanuja Nesari: Ayurveda heilt, Südwest 2015, S. 82.

87 Vgl. Bina Eftekhar Sadat u.a.: Effects of sesame seed supplementation on clinical signs and symptoms in patients with knee osteoarthritis. In: »International Journal of Rheumatic Diseases« Vol. 16, Issue 5. Oktober 2013, S. 578–582.

Parkinson

Morbus Parkinson gehört zu den neurodegenerativen Erkrankungen. Im Tierversuch zeigte sich, dass das Sesam-Lignan Sesamin das Fortschreiten der Erkrankung stoppen kann.[88]

Schilddrüsenüberfunktion (Hyperthyreose)

Der Ayurveda-Lehre zufolge wirkt Sesam einer Überfunktion der Schilddrüse entgegen, wahrscheinlich aufgrund seines hohen Kupfergehalts. Auch für eine normale Schilddrüsenfunktion ist die Einnahme von Kupfer als Spurenelement wichtig.

Schlafstörungen

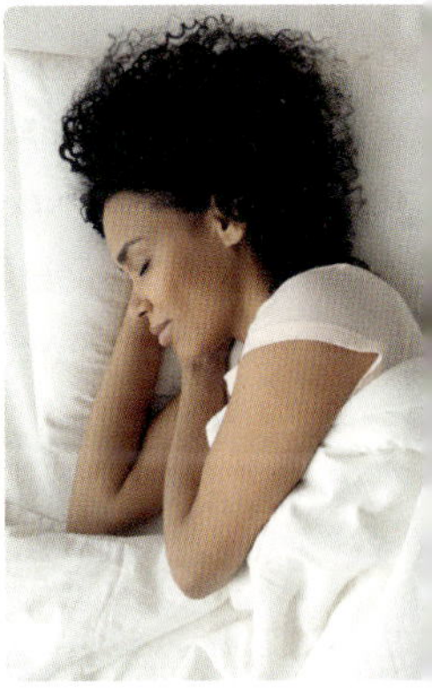

Sesamdrink ist nicht nur für Erwachsene, sondern auch für Kinder eine ideale Einschlafhilfe. Rezepte finden Sie im Kapitel »Leckere und gesunde Sesamrezepte« (siehe S. 122 f.). Das Tryptophan in Sesam wird vom Körper in Serotonin umgewandelt und abends in das schlaffördernde Hormon Melatonin, das ein sehr starkes Antioxidans ist.

88 Vgl. B.E. Oyinloye u.a.: Cardioprotective and antioxidant influence of aqueous extracts from Sesamum indicum seeds on oxidative stress induced by cadmium in Wistar rats. In: »Pharmacognosy Magazine« Vol. 12, Issue 3, S. 170–174.

Schmerzen

Verletzungen durch Unfälle können lang anhaltende Schmerzen nach sich ziehen. Opiate und antientzündliche Medikamente können gravierende Nebenwirkungen haben. Die äußere Behandlung der betroffenen Stellen mit Sesamöl erwies sich als ebenso effektiv und hatte keinerlei Nebenwirkungen.[89]

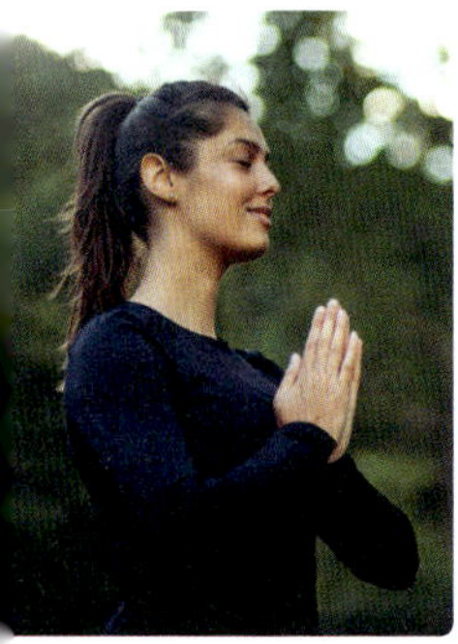

Seelisches Ungleichgewicht

Nach der Ayurveda-Lehre wirkt Sesam »sattvisch«, beeinflusst damit die seelische Gesundheit positiv und fördert die spirituelle Entwicklung. »Sattva« ist eine der drei »Guna«-Qualitäten. »Sattvische« Menschen sind geduldig, freundlich, hilfsbereit, zufrieden und haben eine gute Kontrolle über negative Emotionen wie Ärger, Neid oder Angst.[90] Zur Verbesserung der seelischen Gesundheit empfehle ich, Sesamdrink zu trinken, die mit Datteln zubereitet wurde, weil auch diese »sattvisch« wirken (Rezept siehe S. 122 f.).

---

89 Vgl. M. B. B. Shamloo u. a.: The Effects of Topical Sesame Oil on Pain Severity and Amount of Recieved Non-Steroid Anti-Inflammatory Drugs in Patients With Upper or Lower Extremities Trauma. In: »Anesthesia and Pain Medicine« Vol. 5, Issue 3, Juni 2016.

90 Vgl. Kerstin Rosenberg und Tanuja Nesari: Ayurveda heilt. S. 25.

Schwächezustände

Sowohl in der TCM als auch in der Ayurveda-Lehre gelten schwarzer Sesam und das Öl daraus als Stärkungsmittel. Nach chinesischer Ansicht stärkt Sesam die Lebensenergie Qi und ist ein gutes Nahrungsmittel für die Rekonvaleszenz.[91] Laut der altindischen Tradition unterstützt Sesam »Vatahara«, das Prinzip, das für alle Bewegungen im Körper sowie für Reinigung und Entschlackung zuständig ist.[92]

Stimmungstiefs

Sesamsamen und Sesamöl enthalten Thiamin und Tryptophan, Ausgangsstoffe für die Bildung von Serotonin. Dieses Hormon hebt die Stimmung, wirkt schmerzlindernd und sorgt abends, wenn es in Melatonin umgewandelt wird, für tiefen, regenerierenden Schlaf. Es gibt Studien, die Sesamin eine antidepressive und psychotrope Wirkung zuschreiben. Letztere kann bei einem Alkohol- oder Nikotinentzug helfen.[93]

91 Vgl. Petra Kolip: Sesam. S. 17.

92 Vgl. Shubhashree Das u. a.: Pharmaceutico-analytical evaluation of sesame oil. S. 28.

93 Vgl. Dorothea Bedigian: Sesame. S. 502.

Thrombosen/Embolien

Sesam reduziert das Risiko, übermäßig Blutplättchen zu bilden, die zu Thrombosen, Embolien und Schlaganfällen führen können.[94]

Tierkrankheiten

Presskuchen, der bei der Produktion von Sesamöl übrig bleibt, ist ein hochwertiges Futter für Rinder und Geflügel. In der Volksmedizin Afrikas, Pakistans und Indiens werden Sesam und Sesamöl auch für die medizinische Behandlung von Tieren verwendet. Hautprobleme oder Ekzeme werden äußerlich mit Sesamöl kuriert. Innerlich werden Sesam und Sesamöl bei Lähmungen, Muskelverspannungen, Euterentzündungen, Bronchitis, Blähungen, Koliken, verringertem Milchfluss und als Stärkungsmittel angewendet. In Indien wird Kühen bei Blähsucht eine Mischung aus Sesamöl und Ghee verabreicht.[95]

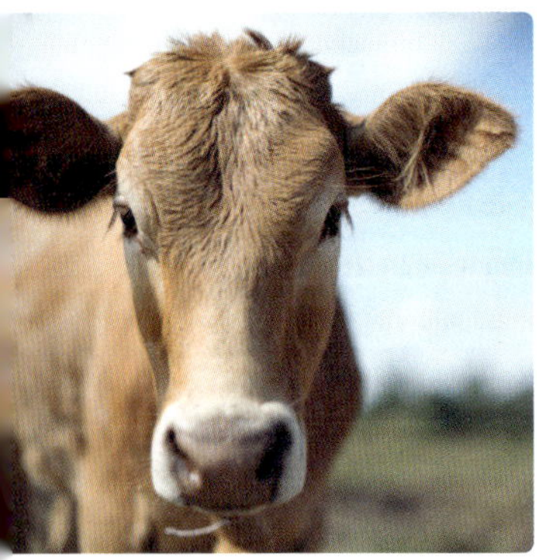

94 Vgl. ebd., S. 148.

95 Vgl. Shubhashree Das u. a.: Pharmaceutico-analytical evaluation of sesame oil. S. 26 f.

Verbrennungen

Von alters her wird Sesamöl in der TCM und im Ayurveda äußerlich zur Behandlung von Sonnenbrand, Verbrennungen und Verbrühungen eingesetzt. Die Wirksamkeit wurde durch jüngere Studien bestätigt. Das gebräuchlichste chinesische Mittel zur Behandlung von Verbrennungen, Moist Exposed Burn Ointment (MEBO), enthält neben Spuren von anderen Pflanzen Sesamöl als Hauptbestandteil.[96] Der Ayurveda-Lehre nach wird für die äußerliche Anwendung bei Verbrennungen, Furunkeln und Geschwüren Sesamöl, möglichst aus schwarzen Samen, zu gleichen Teilen mit Limonenwasser vermischt und auf die betroffenen Stellen aufgetragen.[97]

Verdauungsprobleme

In der Ayurveda-Lehre, der TCM und vielen volksmedizinischen Anwendungen in Afrika, der Karibik und den USA wird Sesamöl oder ein Kaltauszug aus den Blättern der Sesampflanze für Verdauungsprobleme wie Verstopfung, Blähungen, Appetitlosigkeit, Bauchschmerzen und Erkrankungen des Urogenitaltrakts verwendet.[98] Im Ayurveda werden 30–60 g

96 Vgl. Niti Pathak u. a.: Sesame: Bioactive Compounds and Health Benefits. S. 9.

97 Vgl. Vasant Lad und David Frawley: Die Ayurveda-Pflanzenheilkunde. S. 221.

98 Vgl. Shubhashree Das u. a.: Pharmaceutico-analytical evaluation of sesame oil. S. 26.

schwarzes Sesamöl als mildes Abführmittel verwendet. Bei Stuhlverhalt kann es zum Erweichen des Kotes rektal in den Enddarm eingeführt werden. Werden die Blätter für einen Kaltauszug in Wasser gelegt, bildet sich eine gelartige Flüssigkeit, die gegen Durchfall angewendet werden kann. Der Ayurveda-Lehre zufolge optimiert Sesam den Stoffwechsel, indem er die Ausscheidung von Schlacken (»Ama«) fördert und das Verdauungsfeuer (»Agni«) stimuliert.

Wechseljahresbeschwerden

Durch die Phytoöstrogene in Sesam werden Wechseljahresbeschwerden gemildert (siehe S. 36 ff.). Der Ayurveda-Lehre zufolge hängen die Symptome, die in der Menopause auftreten wie Hitzewallungen und Schweißausbrüche, mit einem Ungleichgewicht des »Doshas« »Pitta« zusammen, das Sesam ausgleicht.

Wunden

Äußerlich angewendet oder innerlich als Mischung mit Ghee und Honig, begünstigt Sesamöl nach der Ayurveda-Lehre die Wundheilung.[99] Da Sesamöl die Heilung von Verschorfungen unterstützt, wird es in Produkten für trockene Nasenschleimhaut verwendet, die sehr effektiv und nebenwirkungsfrei sind.

99 Vgl. Shubhashree Das u. a.: Pharmaceutico-analytical evaluation of sesame oil. S. 29.

Zahnprobleme

Um die Gesundheit von Zähnen und Zahnfleisch zu erhalten, soll nach der Ayurveda-Lehre am besten täglich mit Sesamöl aus schwarzen Samen gegurgelt werden. Alternativ kann auch Milch, in der Sesam gekocht wurde, dazu verwendet werden. Tatsächlich hat eine Studie bestätigt, dass eine Mundspülung mit Sesamöl die Anzahl der Bakterien um 85 % verringert, die für die Entstehung von Zahnfleischentzündungen verantwortlich sind.[100] Auch in der TCM wird das Öl aus schwarzem Sesam schon seit Jahrtausenden bei Problemen mit der Mundschleimhaut eingesetzt.[101]

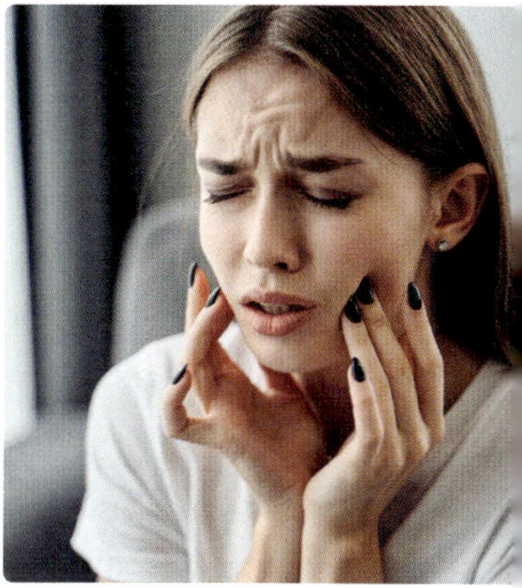

100 Vgl. ebd., S. 27, 29.

101 Vgl. Dorothea Bedigian: Sesame. S. 149.

Naturkosmetik zum Selbermachen

Sesamöl ist mild, gut verträglich, zieht schnell ein und ist für alle Hauttypen geeignet. Es enthält viele pflegende Wirkstoffe und ist sehr ergiebig. Das Öl dringt tief in die Haut ein, und diese wirkt nach der Anwendung frischer und praller. Sesamöl aus schwarzen Samen ist Teil vieler bewährter Ayurveda-Rezepte. Nach der altindischen Lehre soll die regelmäßige Anwendung von Sesamöl auf Haaren und Kopfhaut das Ergrauen hinauszögern und (kreisrunden) Haarausfall stoppen. Haarausfall hängt mit einem Überschuss des »Doshas« »Vata« zusammen. Dieses gleicht Sesamöl mit seinen fettenden (»Snigdha«) und heilenden Eigenschaften (»Ropan«) aus. Forscher vermuten, dass der bioaktive Bestandteil Sesamin den Haarausfall stoppt, indem er ein Enzym ausbremst, das diesen bedingt.[102] Sesam hilft auch gegen Spliss und Schuppen.[103] Verwenden Sie für die folgenden Rezepte möglichst Sesamöl aus schwarzen Samen.

102 Vgl. Aranya Manusroi u.a.: 5 α-Reductase Inhibition and Melanogenesis Induction of the Selected Thai Plant Extracts. In: »Chiang Mai Journal of Science« 2018; Vol. 42, Issue 3, S. 669–680.

103 Vgl. Khalifa E. Sharquie u.a.: Sesame and Pumpkin Seed Oil are New Effective Topical Therapies for Alopecia Areata. In: »American Journal of Dermatology and Venereology« Vol. 8, Issue 2, 2019, S. 28–32.

Verjüngende Hautcreme

Ein paar Tropfen Sesamöl in **eine Portion Tages- oder Nachtcreme** geben. Alternativ gleich nach dem Aufstehen ein paar Tropfen Sesamöl sanft in die Gesichtshaut einklopfen und mindestens 20 Minuten lang einwirken lassen, bevor Sie Ihre Tagescreme auftragen.

Sesamöl bietet einen Sonnenschutz von etwa Lichtschutzfaktor 25.

Gesichtsöl gegen Falten und Pigmentflecken

Kalt gepresstes Traubenkernöl zu gleichen Teilen mit **Sesamöl** vermischen. Auf das Gesicht auftragen. Wenn Sie Make-up auftragen wollen, das Öl vorher 2 Minuten lang einziehen lassen.

Traubenkernöl enthält hautverjüngendes OPC und Resveratrol.[104] Beide Öle können durch ihre Antioxidantien nachweislich Falten entgegenwirken und Altersflecken mildern.

104 Weitere Informationen dazu finden Sie hier: Barbara Simonsohn: Traube und Weinrebe. Heilpflanze der Volksmedizin. Mankau 2023.

Körperpflege für trockene Haut

Den ganzen Körper mit **Sesamöl** einreiben. Im Vergleich zu anderen Ölen wie Arganöl zieht es schnell ein. Das Öl an besonders trockenen Stellen wie den Fersen, den Schienbeinen und den Ellenbogen intensiv einmassieren.
Für die tägliche Ganzkörperpflege können Sie auch eine Mischung aus Sesam- und Traubenkernöl zu gleichen Teilen herstellen.

Reinigungssahne

Diese Reinigungssahne hat einen sanften Peeling-Effekt und ist sehr pflegend.
1 TL ungesalzenes Tahin in eine Tasse geben. Nach und nach **Rosenwasser** (in der Apotheke erhältlich) einrühren, bis die gewünschte Konsistenz erreicht ist. Die Reinigungssahne auf das Gesicht auftragen und dabei die Augenpartie aussparen. Die Sahne schließlich mit lauwarmem Wasser abspülen und das Gesicht trocken tupfen.

Ganzkörper-Peeling

Dieses Peeling belebt, reinigt und pflegt.

1 Packung Meersalz oder Salz aus dem Toten Meer mit **Sesamöl** zu einer weichen Paste verrühren. In der Badewanne den ganzen Körper mit der Paste einreiben, während das Wasser für ein Bad einläuft. Auch im warmen Wasser wirkt die Paste noch entsäuernd und entwässernd. Je länger die Sesam-Salz-Paste einwirken kann, desto besser. Nach dem Bad gründlich abduschen.

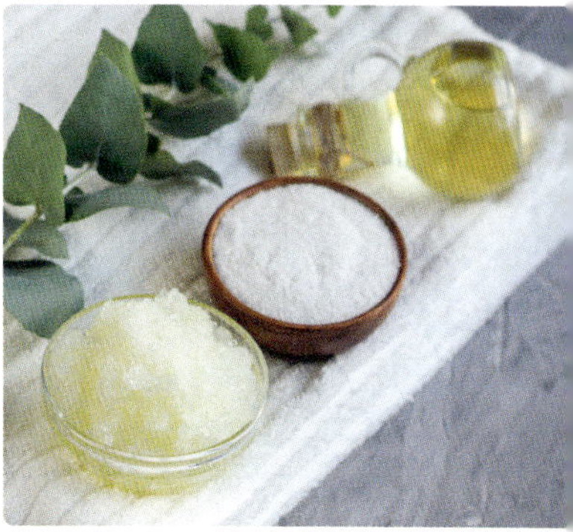

Bei Hornhaut und zur Entsäuerung und Entgiftung eignet sich die Paste in Verbindung mit einem Fußbad auch gut als Fußpeeling.

Ayurvedische Gesichtsmaske

2 TL schwarzen Sesam mahlen und mit der gleichen Menge **Honig** vermischen. Auf Gesicht und Hals streichen und sanft einmassieren. Die Maske 20 Minuten einwirken lassen und dann mit lauwarmem Wasser abspülen.

Verjüngende und heilende Gesichtsmaske

Für 1 Portion der Gesichtsmaske **1 Tasse starken Schwarztee** zubereiten und abkühlen lassen. **2–3 TL schwarze Sesamsamen** dazugeben und im Mixer pürieren. Durch ein Haarsieb drücken, **1 TL Kokosöl** unterrühren. Die Maske auftragen, etwa 20 Minuten einwirken lassen und dann mit lauwarmem Wasser abspülen.

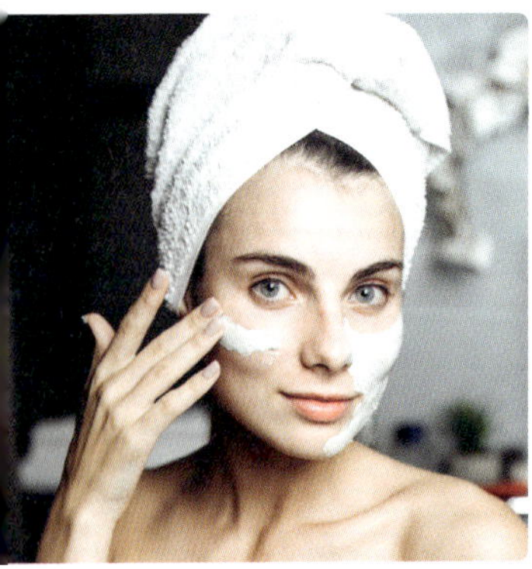

Eine größere Menge ist in einem Schraubglas im Kühlschrank bis zu 4 Wochen lang haltbar.

Reinigende Gesichtsmaske für einen strahlenden Teint

1 TL fein gemahlenen schwarzen Sesam mit der gleichen Menge **Reismehl** und **1 TL Honig** vermischen. Die Paste auf das Gesicht auftragen und 20 Minuten einwirken lassen. Dann mit lauwarmem Wasser abspülen.

Gesichtsmaske gegen Pickel

Für 1 Portion der Gesichtsmaske nach Bedarf **etwas Meersalz, schwarzen Sesam, frischen Ingwer, Kokosöl und Sesamöl** im Mixer pürieren. Die Maske für 20 Minuten einwirken lassen und mit lauwarmem Wasser abspülen. Wiederholen Sie die Anwendung 1-mal pro Woche.

Pflegendes Sesambad

2 EL Sesamöl ins Badewasser geben und gut einrühren. Nach dem Bad nicht duschen.

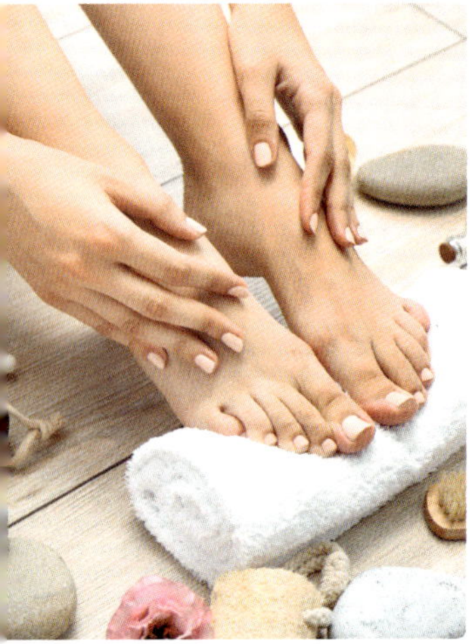

Pflegendes Fußöl

Am Abend **Sesamöl** in die Füße einmassieren. Danach Baumwollsocken anziehen, damit das Öl nachwirken kann.
Sesamöl ist in der Fußpflege beliebt, da es trockene Haut und Hornhaut regeneriert, eine antibakterielle Wirkung hat und vor Fuß- und Nagelpilz schützt.

Regenerierende Fußcreme

Diese Creme pflegt die Füße schon nach der ersten Anwendung samtweich, indem sie trockene Stellen erweicht, Feuchtigkeit spendet und die Hautregeneration fördert. Das Rezept und die Zutaten finden Sie bei Spinnrad Schweiz.[105] Die Herstellung der Fußcreme dauert etwa 45 Minuten.

105 www.spinnrad.ch (Stand: 21.03.23)

After-Sun-Creme

8 Hauswurzblätter klein schneiden, mit **40 mlSesamöl, 40 ml Olivenöl** und **5–10 Tropfen ätherischem Lavendelöl** in ein Schraubglas geben und im Wasserbad bei 40–60° C ca. ½ Stunde lang erhitzen. Das Öl durch ein feines Sieb filtrieren. Ölauszug und 10 g Bienenwachs vorsichtig in einem Topf erwärmen, bis das Wachs geschmolzen ist, ohne dabei den Siedepunkt zu erreichen. Alles gut vermischen. Die fertige Salbe in Gläschen füllen und auskühlen lassen. Die Gläschen erst danach verschließen. Im Kühlschrank ist die Creme 4 Wochen lang haltbar.

Die Hauswurzblätter, das Bienenwachs und das ätherische Lavendelöl sind in der Apotheke erhältlich.

Mittel gegen Aknenarben

Als Teenager hatten Sie vielleicht Akne, aber kein Geld für eine Kosmetikerin. Manchmal bleiben aus dieser Zeit Aknenarben zurück.

Abends **ein paar Tropfen Sesamöl** auf einen Wattebausch geben und die Narben damit abtupfen.

Massageöl

Eine Ölmassage mit **Sesamöl** aktiviert den Kreislauf, beruhigt das Nervensystem und entspannt und kräftigt die Muskulatur. Eine Kopf-Nacken-Selbstmassage mit Sesamöl verjüngt die Haut, weil die Hormonproduktion angeregt wird, und hilft bei Hautunreinheiten. Azidose-Therapie-Massagen wirken außerdem entschlackend, entsäuernd, entgiftend und stimulieren die Lymphe.[106]

Haarwuchsmittel

100 mlSesamöl mit **90 g roher Zwiebel** im Mixer pürieren. Die Paste auf die Haare auftragen, einmassieren, 1 Stunde unter einem Handtuch einwirken lassen und gründlich ausspülen.

Wenn Sie den Geruch von rohen Zwiebeln nicht mögen, tragen Sie nur das Sesamöl auf. Bei Haarausfall nehmen Sie zusätzlich am besten täglich viel Sesam und Sesamöl zu sich.

106 Die Azidose-Therapie-Massage können Sie in meinen Seminaren lernen. Weitere Informationen dazu finden Sie hier: www.barbara-simonsohn.de (Stand: 21.03.23)

Sesamshampoo

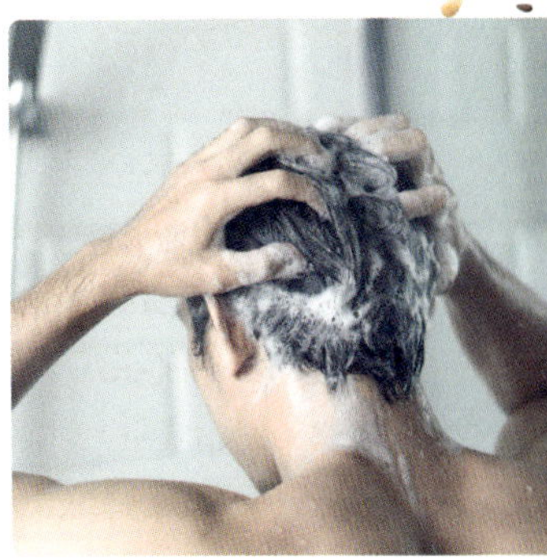

Für 1 Portion Sesamshampoo **2 TL Ahornsirup, 5–10 Tropfen essenzielles Möhrensamenöl** (in der Apotheke erhältlich) und **10 Tropfen Sesamöl** in einer kleinen Schale vermischen. Auf das angefeuchtete Haar geben und für 2–3 Minuten in die Kopfhaut einmassieren, dann gründlich ausspülen.
Eine größere Menge ist im Kühlschrank 2 Wochen lang haltbar, und Sie können Ihr Haar damit 2-mal die Woche waschen.

Anti-Spliss-Kur

Sesamöl steigert die Durchblutung der Kopfhaut, wirkt Schuppenbildung entgegen, beugt Pilzerkrankungen und Entzündungen vor und pflegt sprödes, strapaziertes Haar. Traubenkernöl enthält die Pflanzenstoffe OPC und Resveratrol, wodurch die Haarstruktur verbessert wird.
2 TL Traubenkernöl mit **2 TL Sesamöl** vermischen. In die Haarspitzen einmassieren, ein Handtuch auf das Kopfkissen

legen und über Nacht einwirken lassen. Die Haare am nächsten Morgen wie gewohnt waschen.
Zu gleichen Teilen mit Neemöl, Arganöl, Mandelöl oder Kokosöl vermischtes Sesamöl ergibt ebenfalls eine gute Kur für die Spitzen oder das gesamte Haar.

Haarkur für glänzendes Haar

1 reife Mango in kleine Stücke schneiden, zerdrücken und mit dem **Saft von ½ Zitrone, 2 Eigelb** und **4 TL Sesamöl** vermischen. Auf das frisch gewaschene, handtuchtrockene Haar auftragen, ½ Stunde einwirken lassen und mit lauwarmem Wasser ausspülen.

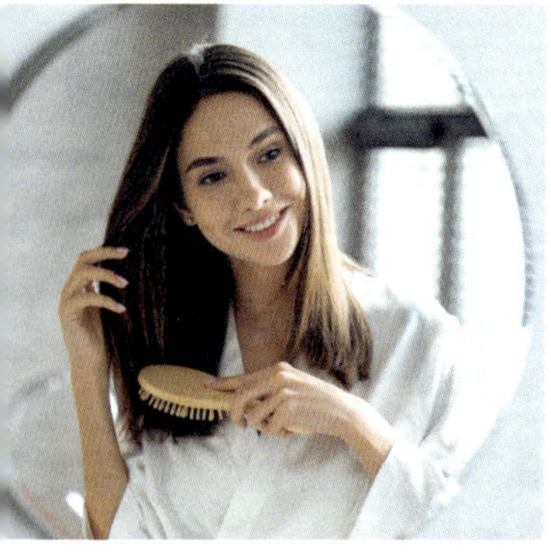

Die Mango können Sie durch eine reife Avocado ersetzen und für eine vegane Alternative anstelle des Eigelbs Olivenöl verwenden. Bei regelmäßiger Anwendung der Haarkur werden Ihre Haare geschmeidiger und glänzender, und die Haarspitzen werden geglättet.

Ayurvedische Haarkur gegen Haarausfall

2 TL Sesamöl mit **2 TL Aloe-Vera-Gel** vermischen, 1–2 Minuten lang erhitzen und dann abkühlen lassen. Auf das Haar und die Kopfhaut geben und sanft einmassieren. 30–45 Minuten lang einwirken lassen, am besten unter einem angewärmten Handtuch. Mit einem Shampoo auswaschen.
Bei Haarausfall wiederholen Sie die Kur 2-mal wöchentlich.

Joghurtkur bei trockenem Haar

1 TL Honig mit **1 Eigelb, 1 EL Joghurt** und **1 TL Sesamöl** verrühren. Ins feuchte Haar bis in die Spitzen auftragen und ein angewärmtes Handtuch um den Kopf wickeln. Nach 20–30 Minuten Einwirkzeit das Haar gründlich ausspülen und wie gewohnt frisieren.

Leckere und gesunde Sesam-Rezepte

Lebensmittel, die gesund und lecker sind, finde ich faszinierend. Sesam gehört eindeutig dazu. Sowohl süße als auch herzhafte Gerichte können mit Sesam ernährungsphysiologisch und geschmacklich aufgewertet werden. Für die Vitalküche kommt nicht nur kalt gepresstes, natives Sesamöl infrage, sondern auch das aus gerösteten Samen, das bernsteinfarben ist und herrlich nussig schmeckt. Warum? Weil einige der Antioxidantien wie Lignane sich beim Röstprozess sogar noch potenzieren. Daher ist das aromatische Öl aus geröstetem schwarzem Sesam das beliebteste Speiseöl in den gesundheitsbewussten ostasiatischen Ländern wie China, Japan und Südkorea.

Sesam enthält geringe Mengen Oxalsäure, durch die die Aufnahme von Mineralstoffen eingeschränkt werden kann. Mangold oder Rote Bete enthalten einen größeren Anteil dieser Säure. Sowohl beim Erhitzen als auch beim Keimen wird sie zerstört. Daher empfehle ich, die Samen vor dem Verzehr keimen oder zumindest über Nacht ankeimen zu lassen. Dadurch werden auch die wertvollen Vitalstoffe wie Vitamine potenziert. Ein weiterer Vorteil vom (An-)Keimen ist, dass die Sesamsamen dadurch süßer und aromatischer schmecken. Das ist besonders gut, wenn schwarzer Sesam verwendet wird, dessen Schale etwas bitter ist.

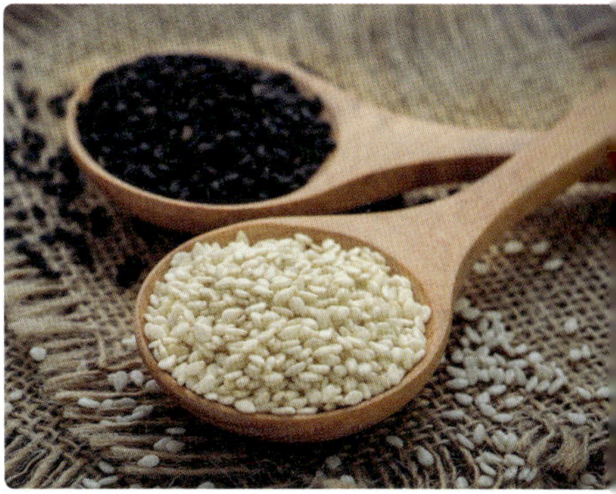

Um Sesam ankeimen zu lassen, geben Sie einfach die Menge an Samen, die Sie im Laufe des Tages z. B. in Ihr Müsli mischen oder über Ihren Salat, Ihren Auflauf oder Ihren Eintopf streuen wollen, am Abend vorher in einen Teebeutel aus Stoff und hängen diesen in einen Becher mit Wasser. Morgens spülen Sie die Samen dann ab und hängen den Beutel zum Abtropfen an den Wasserhahn. Möchten Sie Sesam richtig keimen lassen, geben Sie abends 125 g Sesamsamen in ein Einmachglas, und bedecken Sie sie großzügig mit Wasser. Damit die Samen nicht schimmeln, verschließen Sie das Glas nicht mit dem Deckel, sondern befestigen stattdessen ein Stück Fliegennetz mit einem Gummiband darauf. Gießen Sie das Wasser am nächsten Morgen aus, und spülen Sie die Samen mit kaltem Wasser ab. Stellen Sie das Einmachglas dann kopfüber schräg auf ein Holzbrett abgestützt ans Küchenfenster oder über das Spülbecken, und spülen Sie die Samen morgens uns abends mit kaltem Wasser ab, bis nach etwa 2 Tagen Triebe zu sehen sind. Je wärmer die Lufttemperatur ist, desto schneller keimen die Samen. Diese können Sie mehrere Tage lang in einer Tupperdose im Kühlschrank aufbewahren. Dort werden sie ganz langsam weiterwachsen und so lebendig und frisch bleiben. Die Keime sollten nur so lang wie die Samen selbst sein, weil dann ihre Vitalstoffdichte am größten ist.

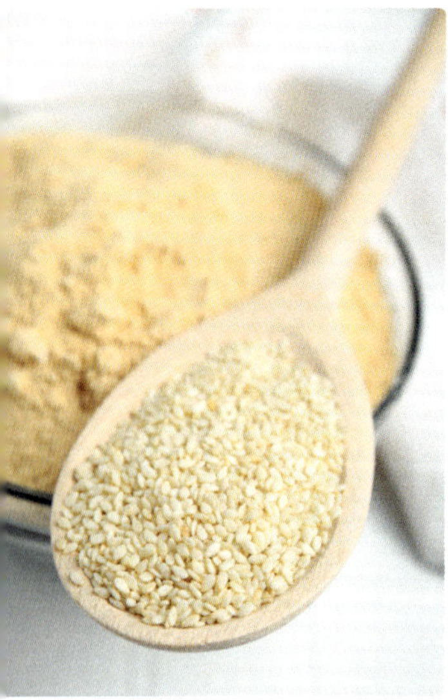

Beim Backen können Sie 10–15 % des Mehls durch Sesammehl aus Presskuchen ersetzen. Dieses ist glutenfrei, eiweißreich und besteht zu etwa 10 % aus Fett, weist doppelt so viele Ballaststoffe auf wie Weizenvollkornmehl und enthält dabei nur etwa halb so viele Kohlenhydrate. Daher ist Sesammehl auch in der Low-Carb-Küche und der Paleo-Diät sehr beliebt.

Um mögliche Belastungen durch Pflanzenschutzmittel zu vermeiden, und aus geschmacklichen und ökologischen Gründen verwende ich nur Sesam, Sesamöl und auch andere Zutaten aus biologischem Anbau. Im Einklang mit den Empfehlungen von Stiftung Warentest meide ich Sesamprodukte unbekannter Herkunft und aus Indien, da sie in der Vergangenheit häufig stark mit Pestiziden belastet waren.[107] Ich finde es sehr bedauerlich und fast tragisch, dass Verbraucher aus Gesundheitsgründen lieber einen Bogen um Sesamprodukte aus dem Ursprungsland der Samen machen sollten, zumal Sesam überhaupt keine Pestizide benötigt, wenn er richtig angebaut wird.

107 »4 von 44 Sesam-Produkte enthalten Schadstoffe«, Stiftung Warentest vom 24.02.2021.

Frühstück

Vor-Frühstücks-Drink

Zutaten:
- *5 g schwarzes Sesamöl*
- *16 g Honig*
- *250 ml warmes Wasser*

Alle Zutaten gut vermischen und vor dem Frühstück genießen.

Der Vor-Frühstücks-Drink fördert die Verdauung.

Müsli

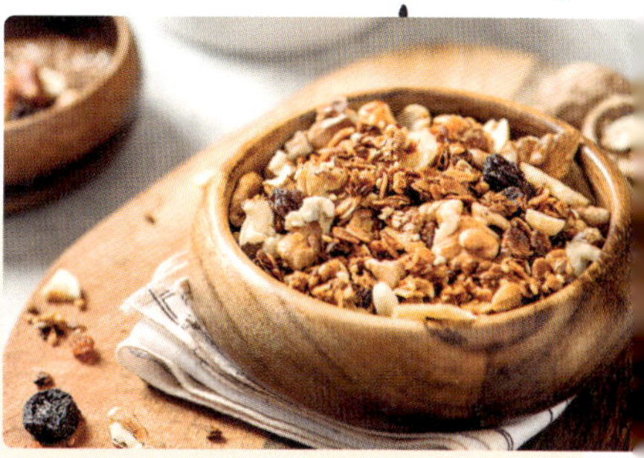

Zutaten:
- *1 Handvoll Rosinen oder getrocknete Wildaprikosen*
- *1 Handvoll glutenfreie Haferflocken*
- *1 Handvoll angekeimte oder gekeimte Sesamsamen*
- *1 TL natives Sesamöl*
- *1 Schuss Akazienhonig*
- *Mandeldrink nach Bedarf*

Die Trockenfrüchte über Nacht einweichen. Alle Zutaten gut vermischen.

Dieses Power-Müsli können Sie pur oder mit frischem Obst wie Trauben, Apfelsinen oder Äpfeln genießen. Neben der gesundheitlichen Wirkung ist ein weiterer Vorteil von Sesam im Müsli, dass dieses automatisch viel besser gekaut wird und dadurch mehr Speichel zur Vorverdauung im Mund gebildet wird.

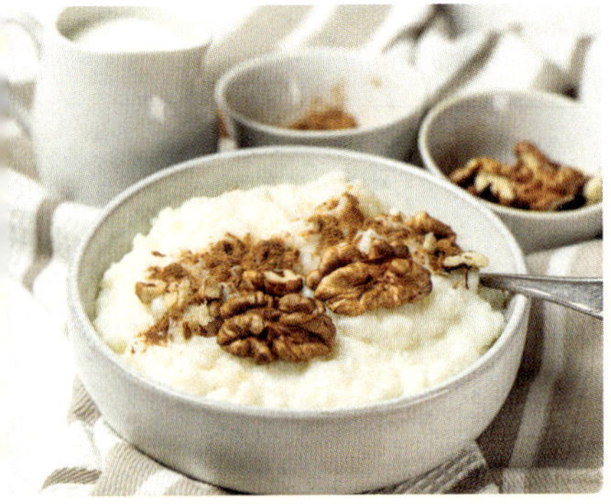

Sesam-Walnuss-Pudding

Zutaten:

- *50 g Sesam*
- *100 g Walnüsse (ohne Schale)*
- *100 g Reis*
- *Wasser nach Bedarf*

Den Sesam und die Walnüsse im Mixer oder Mörser zerkleinern, mit dem Reis und Wasser vermischen und nach der Packungsangabe vom Reis gar kochen. Ist die Konsistenz zu fest, Wasser nachgießen. Wenn es schnell gehen soll, vorgekochten Reis verwenden.

Auch dieser Sesam-Walnuss-Pudding stärkt die Verdauungsorgane wie Leber und Nieren und soll der TCM nach eine positive Wirkung auf das Gehirn haben.

Gebratene Tofuscheiben mit Sesam

Zutaten:

- *1 Packung Räuchertofu*
- *2 TL Dinkelvollkornmehl*
- *4 TL ungeröstetes Sesamöl*
- *2 EL mittelscharfer grobkörniger Senf*
- *2 TL Sesam*

Den Tofu in Scheiben schneiden. Das Mehl mit 2 TL Sesamöl verrühren und die Tofuscheiben darin panieren. Das restliche Sesamöl in einer Pfanne erhitzen, die Tofuscheiben 3–5 Minuten lang von beiden Seiten anbraten, den Senf sowie die Sesamsamen dazugeben und alles kurz durchschwenken.

Gebratene Tofuscheiben mit Sesam passen hervorragend zu Vollkornreis, Pellkartoffeln, Süßkartoffeln oder Salat.

Sesam-Bohnen-Pfanne

Zutaten für 4 Portionen:

- *1 große Zwiebel*
- *2 Knoblauchzehen*
- *400 g Kartoffeln*
- *750 g grüne Bohnen*
- *2 EL geröstetes Sesamöl*
- *¼ l Gemüsebrühe*
- *4 Fleischtomaten*
- *3–4 EL Sesam*
- *1 Bund glatte Petersilie*
- *etwas Meersalz, schwarzer Pfeffer, Cayennepfeffer, Kreuzkümmel und Honig*

Die Zwiebel und den Knoblauch schälen und in kleine Würfel schneiden. Die Kartoffeln schälen und in große Würfel schneiden. Die Bohnen waschen, Enden abschneiden und die Bohnen halbieren. Die Zwiebel, den Knoblauch, die Kartoffeln und die Bohnen in Sesamöl anbraten. Mit Gemüsebrühe ablöschen und ca. 20 Minuten lang schmoren lassen. Die Tomaten in kleine Stücke schneiden und zu den Bohnen geben. Alles ca. 10 Minuten lang ohne Deckel eindicken lassen. Währenddessen den Sesam in einer Pfanne ohne Fett leicht anrösten und die Petersilie hacken. Die Bohnen mit Salz, Pfeffer, Cayennepfeffer, Kreuzkümmel und Honig abschmecken. Vor dem Servieren mit dem Sesam und der gehackten Petersilie bestreuen.

Sesambällchen

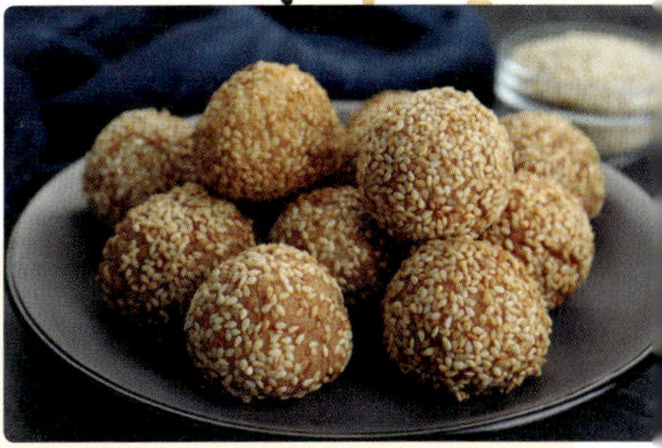

Zutaten:

- *4 Frühlingszwiebeln*
- *je ½ Bund glatte Petersilie, Koriander und Minze*
- *200 g weiße Bohnen aus der Dose*
- *850 g Kichererbsen aus der Dose*
- *etwas Salz und Pfeffer*
- *2 TL Kreuzkümmel*
- *1 EL Weinsteinbackpulver*
- *80 g ungeschälter Sesam*
- *3–4 EL geröstetes Sesamöl zum Frittieren*

Die Frühlingszwiebeln und die Kräuter klein schneiden. Die Bohnen und die Kichererbsen mit kaltem Wasser abbrausen und abtropfen lassen. Zusammen mit den Frühlingszwiebeln, den Kräutern, Salz, Pfeffer und dem Kreuzkümmel in eine Küchenmaschine oder einen Mixer geben und fein pürieren. Das Backpulver in 2 EL Wasser auflösen und unter die Masse rühren. Aus dem Teig 20 Kugeln formen, in Sesam wälzen und die Samen fest andrücken. Das Öl erhitzen, die Sesambällchen portionsweise 3–4 Minuten lang goldbraun frittieren und dann auf Küchenpapier abtropfen lassen.

Die Sesambällchen sind einfach zubereitet und passen hervorragend zu Salat und Sojajoghurt.

Soßen

Tahin-Zitronen-Soße

Zutaten:

- *50 g Tahin*
- *1 EL Zitronensaft*
- *50 ml Wasser*
- *etwas Salz*
- *Frühlingszwiebeln nach Belieben*

Das Tahin mit dem Zitronensaft, dem Wasser und etwas Salz verrühren, bis die Masse eine sämige Konsistenz annimmt. Nach Belieben Frühlingszwiebeln klein schneiden und der Soße hinzufügen.

Diese leckere Tahin-Zitronen-Soße passt gut zu Ofengemüse und Falafeln oder veganem Braten auf Erbsenbasis z. B. von Greenforce.

Sesam-Kräuter-Soße

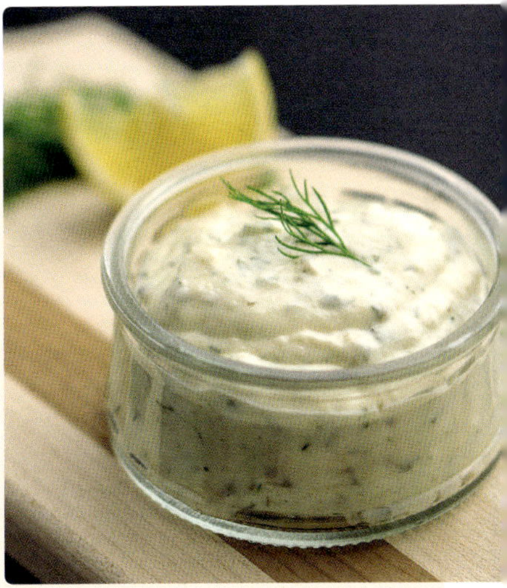

Zutaten:

- *20 g glatte Petersilie oder Zitronenmelisse oder Wildkräuter wie Brennnessel oder Löwenzahn*
- *1 Portion Tahin-Zitronen-Soße*
- *1 Knoblauchzehe*
- *etwas Sesam*

Die Kräuter fein hacken und mit der Tahin-Zitronen-Soße vermengen. Die Knoblauchzehe schälen und in der Knoblauchpresse oder mit der Gabel zerdrücken und in die Soße einrühren. Die Soße mit Sesam bestreuen.

Die Sesam-Kräuter-Soße passt gut zu gebackenem Blumenkohl, Roter Bete, Steckrübe, Pellkartoffeln und Süßkartoffeln.

Sesam-Cracker

Zutaten:

- *100 g Reismehl*
- *60 g Sesam*
- *frisch gemahlener roter Pfeffer*
- *½ TL Salz*
- *2 EL geröstetes Sesamöl*
- *ca. 200 ml lauwarmes Wasser*

Das Reismehl und die Hälfte des Sesams mit dem Öl, dem Wasser, dem Salz und dem Pfeffer zu einem dünnflüssigen Teig verrühren. Einen Dörrautomaten oder ein Backblech mit Backpapier auslegen. Darauf den Teig in kleine Portionen von etwa 3 cm Durchmesser ausgießen und mit dem restlichen Sesam bestreuen. Die Cracker im Dörrautomaten bei Rohkosttemperatur trocknen, bis sie fest sind. Bei der Zubereitung im Backofen die Cracker etwa 20 Minuten lang bei 180 °C backen, bis sie hellbraun sind. Die Cracker dann abkühlen lassen und in einer Keksdose aufbewahren. Dort sind sie etwa 4 Wochen lang haltbar.

Diese Sesam-Cracker sind ein leckerer und gesunder Knabberspaß.

Sesamsamen-Süßigkeiten

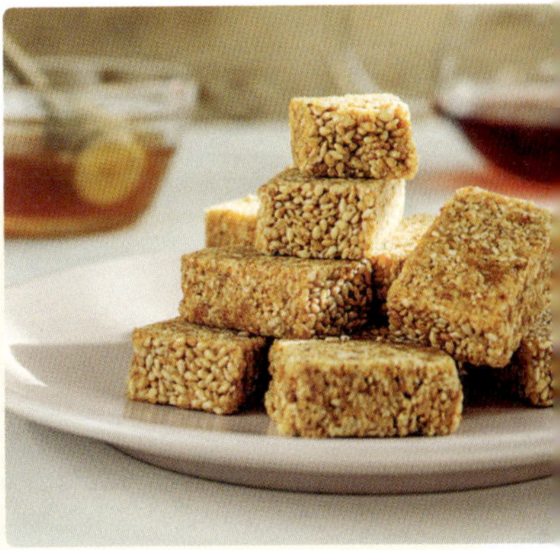

Zutaten:

- *1 EL Sonnenblumenkerne*
- *2 EL Sesam*
- *2 TL Leinsamen*
- *1 EL Erdnussbutter creamy*
- *1 EL Honig oder Ahornsirup*

Sonnenblumenkerne, Sesam und Leinsamen in einer Pfanne ohne Fett bei mittlerer Temperatur hellbraun rösten. Erdnussbutter und Honig unter Rühren in einer Pfanne erhitzen, die gerösteten Samen dazugeben und alles verrühren. Ein großes Brett mit Backpapier auslegen, die Mixtur darauf verteilen und 2 cm dick ausstreichen. Auskühlen lassen und in Stücke schneiden.

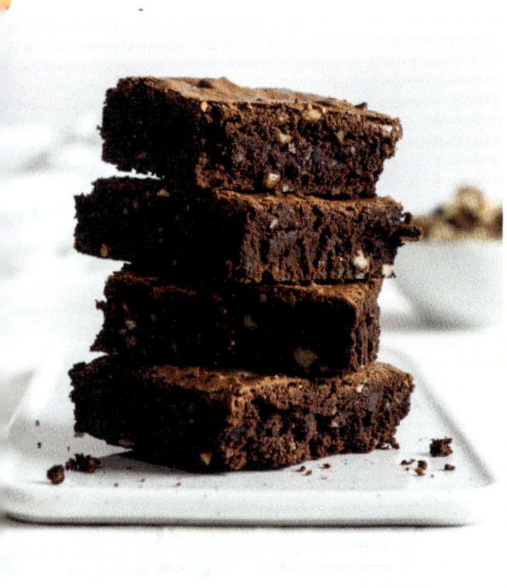

Rohkost-Brownies

Zutaten:

- *100 g glutenfreie zarte Haferflocken*
- *4 EL Carobpulver*
- *2 EL Sesam*
- *2 EL Sonnenblumenkerne*
- *2 EL Honig oder Ahornsirup*
- *200 g Walnüsse*

Den Sesam in einer Pfanne ohne Fett bei mittlerer Temperatur hellbraun rösten und abkühlen lassen. Den Sesam und die Sonnenblumenkerne in der Gewürzmühle, im Mörser oder in der Kaffeemühle mahlen. Die Walnüsse klein hacken. Alle Zutaten vermengen. Die Masse auf einem mit Backpapier ausgelegten großen Holzbrett verteilen und ca. 2 cm dick ausstreichen. Den Teig ruhen lassen und in 5 cm große, quadratische Stücke schneiden.

Rohkost-Riegel

Zutaten:

- *500 g Sesam*
- *400 ml Dattelsirup*

Die Zutaten gründlich miteinander vermischen. 2 Etagen des Dörrautomaten mit Backpapier auslegen und die Masse darauf verteilen, sodass sie ca. 1 cm dick ist. Bei 38° C 12 Stunden lang trocknen lassen, bis sie fest und knusprig ist. Dann in Riegel schneiden.

Diese Riegel sind reich an Calcium und ein idealer Snack für unterwegs.

Getränke

Sesamdrink mit Banane

Zutaten:

- *50 g ungeschälter Sesam*
- *350 ml Wasser*
- *50 g entsteinte Datteln*
- *1 Banane*
- *1 Prise Salz*
- *¼ TL Zimt*

Den Sesam über Nacht in reichlich Wasser einweichen und morgens das Wasser abgießen. Die eingeweichten Samen mit 350 ml Wasser pürieren, bis eine milchartige Flüssigkeit entstanden ist. Die Datteln klein schneiden, die Banane schälen und in Scheiben schneiden. Beide Zutaten zusammen mit dem Salz und dem Zimt in die Flüssigkeit geben und alles fein pürieren. Der Drink hält sich im Kühlschrank 3 Tage.

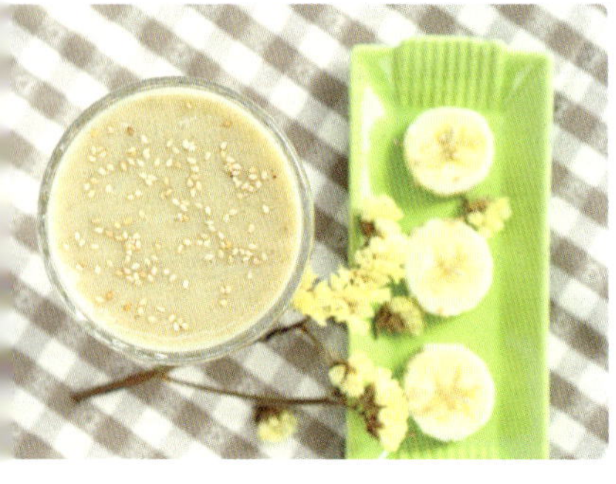

Sesamdrink in verschiedenen Varianten ist zurzeit sehr beliebt. Er enthält viel Calcium und ein vollständiges Aminosäurenprofil.

Sesamdrink mit Vanille und Zimt

Zutaten:

- *100 g weißer oder schwarzer Sesam*
- *1 l Wasser*
- *6 kleine entsteinte Datteln*
- *1 Prise Salz*
- *1 Prise Vanille*
- *etwas Zimt*

Den Sesam über Nacht oder mindestens 2 Stunden lang in Wasser einweichen. Das Wasser danach abgießen. Alle Zutaten in einen Mixer geben und so lange mixen, bis keine Stückchen mehr in der Masse enthalten sind. Zum Absieben den Drink durch einen Nussmilchbeutel oder ein feines Passiersieb gießen und dann in eine Glasflasche mit 1 ½ l Fassungsvermögen füllen.

Im Kühlschrank ist der Sesamdrink bis zu 7 Tage haltbar. Vor dem Verzehr gut schütteln.

Sesamdrink ist einfach herzustellen und gilt im Ayurveda als »sattvische« und erdende Milchalternative besonders für Menschen mit viel »Vata«, die oft gestresst und nervös sind, sich wie ein Blatt im Wind fühlen und zu kalten Füßen neigen.

Sesamdrink ist die ideale Einschlafhilfe, auch für Kinder.

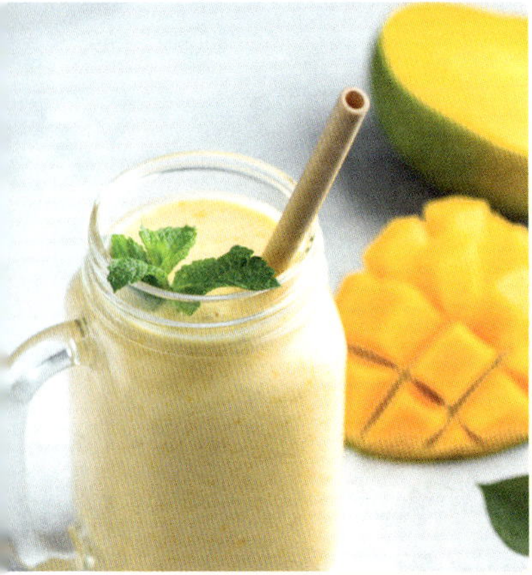

Sesam-Mango-Smoothie

Zutaten:

- *1 Banane*
- *200 g gefrorene Mangostücke*
- *1 kleine Salatgurke*
- *100 g frischer Spinat*
- *2 TL ungesalzenes helles Tahin*
- *200 ml Wasser*

Die Banane schälen, die Salatgurke waschen und beides in Stücke schneiden. Mit allen anderen Zutaten im Mixer sämig pürieren. Bei Bedarf noch etwas Wasser hinzufügen.

Dieser Sesam-Mango-Smoothie schmeckt nicht nur köstlich, sondern ist auch sehr gesund.

Sesam-Pilz-Tee

Zutaten:

- *45 g schwarzer Sesam*
- *30 g Mu-Err-Pilz (im Asienladen erhältlich)*

15 g des schwarzen Sesams und die Mu-Err-Pilze in einer Pfanne ohne Fett rösten und abkühlen lassen. Alle Zutaten in der Gewürzmühle, im Mörser oder in der Kaffeemühle vermahlen und in ein Schraubglas abfüllen. Pro Portion 5 g des Tees mit kochendem Wasser übergießen.

Der Sesam-Pilz-Tee soll innerlich angewendet bei Hämorrhoiden und Blutungen helfen. Nach der TCM unterstützt er die Verdauungsorgane.

Sonstiges

Sesam-Erdnuss-Chutney

Zutaten:

- *1 EL Erdnüsse*
- *2 EL schwarzer Sesam*
- *1 Knoblauchzehe*
- *¼ TL Asafoetida (Hing)*
- *1 Msp. Chilipulver*
- *¼ TL Steinsalz*

Eine Pfanne erhitzen und die Erdnüsse und den Sesam darin bei mittlerer Temperatur anrösten. Die Knoblauchzehe schälen, mit einer Knoblauchpresse oder mit einer Gabel zerdrücken und in die Mischung geben. Asafoetida, Chilipulver und Salz hinzufügen, unterrühren und kurz anrösten. Die Mischung etwas abkühlen lassen und dann in der Gewürzmühle, im Mörser oder in der Kaffeemühle fein mahlen. Jeder Mahlzeit können 2 TL des Chutneys hinzugefügt werden.

Dieses Sesam-Erdnuss-Chutney soll der Ayurveda-Lehre zufolge den Geist stimulieren, das Gedächtnis stärken und die Konzentration sowie die Aufmerksamkeit fördern.

Gomasio (Sesamsalz)

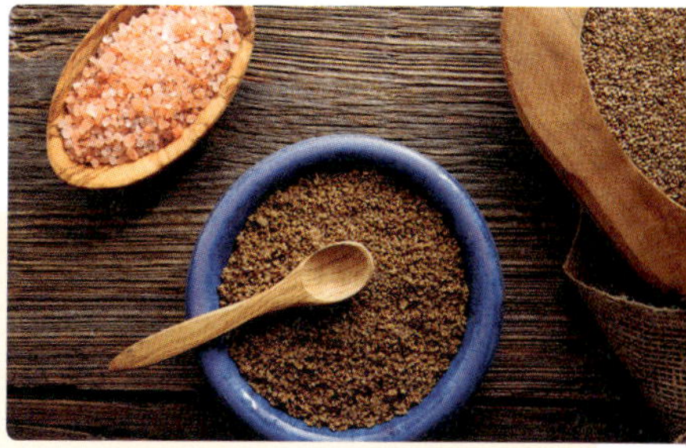

Zutaten:

- *15 TL ungeschälter Sesam*
- *1 TL Salz*

Den Sesam ohne Fett gleichmäßig in der Pfanne bräunen, bis sich ein nussiges Aroma ausbreitet oder sich die hellen Samen goldgelb gefärbt haben. Dabei eine moderate Temperatur verwenden und die Pfanne beständig schwenken, da die Samen bei zu intensivem und langem Anrösten bitter werden können. Die gebräunten Samen in der Gewürzmühle, im Mörser oder in der Kaffeemühle mahlen und dann mit dem Salz vermischen.

Gomasio schmeckt gut in Vollkornreis oder über Avocadofleisch gestreut und verwandelt jeden Eintopf in eine orientalisch angehauchte Delikatesse.

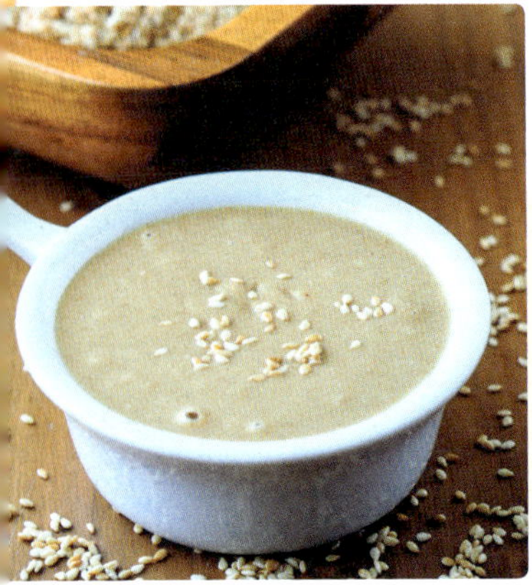

Tahin (Sesammus)

Zutaten:

- *500 g geschälter, ungeschälter, heller oder schwarzer Sesam*
- *60 ml Sesamöl*
- *½ TL Salz*

Die Samen in einer Pfanne ohne Fett auf geringer Stufe rösten, bis sich ein nussiges Aroma ausbreitet oder sich die hellen Samen goldgelb gefärbt haben. Den Sesam abkühlen lassen und dann mit dem Öl und dem Salz in den Mixer geben. Die Zutaten so lange mixen, bis eine homogene Masse entstanden ist. Wenn die Klinge zwischendurch ins Leere greift, die Maschine stoppen, die Masse mit einem Spatel von den Seiten abkratzen und umrühren. Dann weitermixen. Das Tahin in ein Schraubglas füllen und im Kühlschrank aufbewahren. Dort ist er mindestens 3 Monate lang haltbar. Wenn sich das Öl oben absetzt, das Tahin umrühren.

Tahin selbst herzustellen, ist einfach und dauert nur etwa eine Viertelstunde.

Hummus

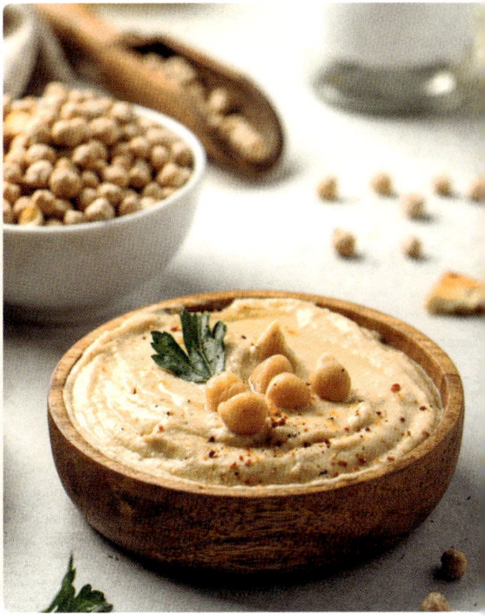

Zutaten für 300 g:

- *250 g gekochte Kichererbsen*
- *4 EL Olivenöl*
- *2 EL Kichererbsenwasser aus dem Glas oder der Dose*
- *50 g Tahin*
- *½–1 TL Kreuzkümmel*
- *etwas Salz und Pfeffer*
- *1 Spritzer Zitronensaft nach Belieben*

Alle Zutaten in einen Mixbecher geben und mit einem Pürierstab glatt pürieren, bis die Masse streichfähig ist. Bei Bedarf noch etwas Öl hinzugeben. Die Masse mit Salz und Gewürzen abschmecken und in ein Schraubglas füllen. Im Kühlschrank ist der Hummus 5 Tage haltbar, lässt sich für eine längere Haltbarkeit aber auch im Glas einfrieren.

In der Bärlauchzeit im Frühling können Sie den Hummus mit dem gesunden Kraut verfeinern. Wenn Sie möchten, können Sie auch andere Küchenkräuter wie Petersilie oder Thymian oder zerdrückte Knoblauchzehen in den Hummus pürieren und, wenn Sie es scharf mögen, eine Chilischote hinzugeben.[108]

Hummus lässt sich auch auf Vorrat produzieren und schmeckt köstlich als Beilage zu Falafeln, als pikanter Brotaufstrich oder als Dip für Gemüse-Sticks wie Möhre, Sellerie oder Gurke.

108 Hummus-Fans empfehle ich das wunderbare Kochbuch von Sara Lewis: »Hummus: Köstliche Variationen mit der Kichererbse«.

Sesam-Produkte zum Kaufen

Wenn Sie keine Zeit haben, Sesam-Produkte selbst herzustellen, können Sie diese auch kaufen. Sie finden sie in jedem Bioladen, im gut sortierten Supermarkt und natürlich auch im Asialaden. Streuen Sie einfach Sesamsamen über Ihre Hauptgerichte, verfeinern Sie Ihren Salat mit Sesamöl, oder aromatisieren Sie Ihre Gerichte mit geröstetem Sesamöl – dafür benötigen Sie nur ganz wenig davon. Selbst gemachter Kartoffelbrei mit Gomasio anstelle von Salz hat Gourmet-Qualität, dasselbe gilt für Gemüseeintöpfe, Vollkornreis, Quinoa oder Hirse.

Tahin bzw. Sesammus ist eine im Orient beliebte Würzpaste, die aus geschälten oder ungeschälten Samen hergestellt wird. Besonders empfehlenswert ist Sesampaste aus ungeschälten Samen, da in den Samenhüllen Ballaststoffe und Lignane in hoher Konzentration zu finden sind. Allerdings schmeckt Tahin aus ungeschälter Saat leicht bitter. Sesammus gibt es in gesalzener und ungesalzener Form zu erwerben. Ungesalzenes Tahin eignet sich für das Müsli und verleiht Energie für viele Stunden. Die gesalzene Variante passt gut in Eintöpfe, Gemüsegerichte und Soßen, die durch das Sesammus angenehm sämig werden. Auch aus den schwarzen, heilkräftigeren Samen wird Tahin hergestellt.

Gomasio bzw. Sesamsalz ist ursprünglich ein japanisches Würzmittel. Geröstete Sesamsamen werden gemahlen und mit einem geringen Anteil Meer- oder Steinsalz und manchmal auch mit Kräutern vermischt. Wenn Sie Ihren Salzkonsum reduzieren wollen, können Sie auf Sesamsalz zurückgreifen. Gomasio eignet sich gut dafür, Salate, Avocadocreme, Pellkartoffeln und gebratenen Tofu oder Fleischersatzprodukte zu verfeinern und in Algensalat gemischt und über Vollkornreis oder -nudeln gestreut zu werden. Ihrer Fantasie sind keine Grenzen gesetzt! Probieren Sie einfach einmal getoastetes Vollkornbrot mit Margarine und Honig bestrichen und mit Gomasio bestreut!

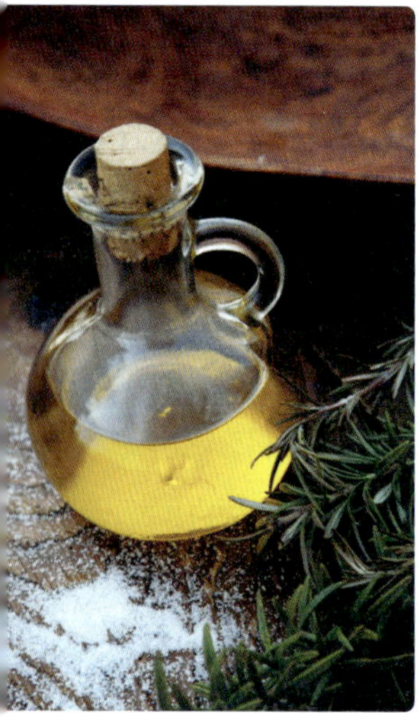

Sesamöl ist eine gesunde Delikatesse und gleichzeitig ein wunderbares Massage- und Hautpflegeöl. Das Öl gibt es in Bioqualität kalt und frisch gepresst, z. B. von der Ölmühle Solling.

Das Öl aus ungerösteten Samen ist gelb, schmeckt sehr mild und leicht nussig. Weitere Ölmühlen, die Sesamöl anbieten, sind die Allgäuer Ölmühle, die Ölmühle Ditzingen und die Ölmühle Dreyer. Dunkles Sesamöl aus schwarzen Samen gibt es ebenfalls von mehreren Anbietern in Bioqualität, z. B. von Sat Nam Europe und von der Ölmanufaktur Bender, in Österreich bei www.bauernladen.at und in der Schweiz bei www.naturkostbar.ch. In der TCM und dem Ayurveda wird für Heilzwecke zum inneren und äußeren Gebrauch ausschließlich schwarzer Sesam verwendet. Das Öl aus gerösteten Samen ist bernsteinfarben oder braun und schmeckt sehr aromatisch. Wer es erwerben möchte, wird bei Ölmühlen, im Bioladen, im Reformhaus, im Asialaden und natürlich auch im Internet fündig. In China, Japan und Südkorea ist hauptsächlich das Öl aus gerösteten schwarzen Sesamsamen erhältlich, während es hier noch schwer zu bekommen ist, jedenfalls in Bioqualität. Die Nachfrage wird durch dieses Buch sicherlich wachsen, sodass bald auch hier ein entsprechendes Angebot zur Verfügung stehen wird. Zu diesem Thema stehe ich bereits mit den erwähnten Ölmühlen in Kontakt.

Bei meiner Recherche bin ich auf das Nahrungsergänzungsmittel **Sesamkraft** von der Firma Pharmos Natur gestoßen, die für ihre hochwertigen Nahrungsergänzungsmittel und Kosmetika auf Naturbasis bekannt ist.[109] Es handelt sich um sehr leckeren, besonders aufgeschlossenen schwarzen Ursamen in Bioqualität aus dem energiereichen Regenwald des Amazonasgebiets in Bolivien. Dieser Sesam ist besonders reich an Biophotonen bzw. Lichtenergie, und seine Inhaltsstoffe sind optimal bioverfügbar. Ich verspüre tatsächlich unmittelbar mehr Energie, wenn ich meine Tagesdosis von 1–2 TL gleich morgens genieße.

Auch viele **Kosmetikprodukte** auf Sesambasis können Sie erwerben wie die Valexma Sesam-Gesichtscreme von der Ahorn-Apotheke in Essen, die Sie dort auch online bestellen können. Bio-Sesamöl ist ein unverzichtbarer Bestandteil zahlreicher Weleda-Körperpflegeprodukte, von Cremeduschen bis hin zur Babypflege. Diese Pflegeprodukte sind im Bioladen, im Reformhaus und in der Apotheke erhältlich.

---

109 www.pharmos-natur.de (Stand: 21.03.23)

Gesundheit – was noch dazugehört

»Gesundheit ist nicht alles, aber ohne Gesundheit ist alles nichts« – dieses Zitat von Arthur Schopenhauer ist zeitlos. Sesamsamen sind Adaptogene, salopp übersetzt ein »Allheilmittel«, und stärken prophylaktisch Immunsystem, Nervensystem und Herz. Adaptogene optimieren alle körperlichen Prozesse und wirken dadurch harmonisierend auf die Psyche. Sesamsamen und Sesamöl schmecken köstlich, sind aufgrund ihrer Vitalstoffdichte und Ursprünglichkeit Gesundheitselixiere und Superfoods, besonders in der jeweils schwarzen Variante.

Zum Thema Ernährung möchte ich noch auf die »Grünkraft« eingehen. Dieser Begriff ist von Hildegard von Bingen geprägt worden. Sie können sich die Grünkraft durch Gerstengraspulver oder grüne Smoothies mit Wildkräutern auf den Teller oder ins Glas holen und Ihren Körper damit aufladen. Auch können Sie auf die Kraft exotischer Früchte wie Baobab bauen, an die wir evolutionär bestens angepasst sind. Unsere Urheimat ist Afrika! Angesichts wachsender Vitalstoffdefi-

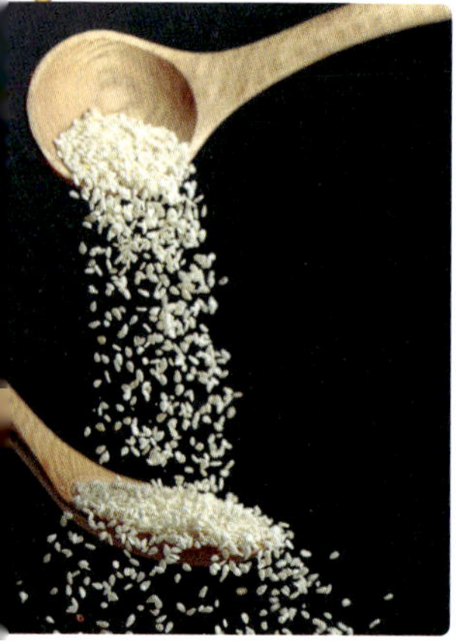

zite in unserer Nahrung kommen wir in meinen Augen nicht an Superfoods wie Chia, Afa-Algen, Artemisia annua (Einjähriger Beifuß), Gerstengrassaft, Baobab, Brennnessel, Löwenzahn und auch Sesam vorbei, die ein Füllhorn an lebenswichtigen Vitalstoffen darstellen.[110] Professor Dr. Heinz Liesen von der Universität Paderborn spricht von subklinischem Vitalstoffmangel bei mehr als 60 % der Senioren.

Der amerikanische Evolutionsbiologe Loren Cordain bezeichnet uns als Steinzeitmenschen, die im Zeitalter der Raumfahrt leben.[111] Das betrifft nicht nur die Ernährung, sondern auch die Bewegung. Um gesund und fit zu bleiben, sollten wir natürliche und ursprüngliche Lebensmittel verwenden – wie wäre es mit Brennnessel und Löwenzahn im grünen Smoothie? Auch verzüchteter Weizen gehört nicht zu einer artgerechten Er-

110 Weitere Informationen zu diesen Superfoods finden Sie hier: Barbara Simonsohn: Chia – Fit und schlank mit der Powernahrung der Azteken. Mankau 2016; Artemisia annua – Heilpflanze der Götter. Mankau 2022; Gerstengrassaft – Verjüngungselixier und naturgesunder Power-Drink. Windpferd 2010; Baobab – Die heilsame Frucht des Apothekerbaums. Mankau 2021; Brennnessel – Das Wunderkraut für Gesundheit, Küche und Schönheit. Mankau 2022; Löwenzahn – Wunderkraut für Resilienz und Lebenskraft. Mankau 2023.

111 Loren Cordain: Die Paleo Ernährung. Deutscher Trainer Verlag 2015.

nährung. Ursprüngliche und wenig verarbeitete Lebensmittel sollten den Großteil der Ernährung ausmachen. Unser Körper ist seit Jahrmillionen an Biokost und Nahrung aus Wildwuchs angepasst. Früher gab es keine leeren Kalorien und keinen Zucker für alle. Wer auf der sicheren Seite sein möchte, was die Aufnahme von Vitalstoffen betrifft, kann auf ein natürliches und leckeres Vitalstoffpräparat wie LaVita zurückgreifen (siehe S. 22).

Energiesparlampen und das blaulastige Licht von Computerbildschirm und Fernseher stören die Melatoninproduktion und unsere innere Uhr. Melatonin ist nicht nur das Schlafhormon, sondern auch der wichtigste Radikalenfänger. Klassische Glühlampen sind heute immer noch erhältlich. Neben der Kerze und den Vollspektrumlampen der Firma Truelite sind sie die einzige künstliche Lichtquelle, die eine natürliche Spektralverteilung aufweist. Gehen Sie so oft wie möglich nach draußen. Tanken Sie Sonnenlicht – in Maßen – und damit das Sonnenvitamin Vitamin D.

Um gesund und fit zu bleiben, ist es eine gute Idee, Meditation oder das authentische Reiki zu praktizieren. Das Gehirn ist auch noch im hohen Alter formbar. Durch tägliche Meditation vergrößert sich der Hippocampus, der Teil des Gehirns, der für die Verarbeitung von Gefühlen zuständig ist und im Alter ohne Meditation jährlich um 2 % schrumpft. Auch das authentische Reiki, das ich seit 1984 bundesweit unterrichte, ist eine Meditationsart. Mit der entsprechenden Praxis können Sie, physiologisch gesehen, irgendwann nicht mehr aus der Haut fahren, sondern bleiben auch in Stresssituationen heiter, gelassen und widerstandsfähig, sogar in Krisen. Diese Eigenschaft nennt sich Resilienz. Forscher der Universität von Wisconsin untersuchten das Gehirn von Matthieu Ricard, dem Meditationsexperten und Übersetzer vom Dalai Lama. Sie stellten fest, dass sein Gehirn an den Regionen besonders aktiv ist, an dem das Glücksempfinden angesiedelt ist. Durch Meditation oder das authentische Reiki wird das Glücksempfinden also dauerhaft gesteigert.[112] Nebenbei aktiviert es auch noch die Selbstheilungskräfte.

Unser Körper ist für Bewegung gemacht, doch wir verkommen zu Stubenhockern. Das Herz ist ein Muskel, der betätigt werden will – durch Ausdauersport. Unsere Vorfahren in der Steinzeit sind 20–30 km täglich (!) in schnellem Tempo gegangen, was einem Halbmarathon entspricht. Die Buschmänner

---

112 Vgl. Oliver Stöwing: Das Geheimnis des Glücks. In: »Hamburger Abendblatt« 04.01.2016.

in der Kalahari-Wüste und die indigene Bevölerung in Mexiko machen das immer noch. Der Internist und Erfolgsautor Dr. Ulrich Strunz weist darauf hin, dass regelmäßiges Ausdauertraining die Zahl der Mitochondrien versechsfacht.[113] Das sind die Kraftwerke unserer Zellen, und ihr Verlust führt zu verfrühter Alterung. 3-mal 45 Minuten Ausdauersport in der Woche reichen bereits aus, um dem entgegenzuwirken. Bewegung ist keine Freizeitbeschäftigung, sondern eine biologische Notwendigkeit. Professor Wildor Hollmann, der Nestor der Deutschen Sportmedizin, ist der Meinung, dass durch Bewegung auch das Gehirn besser funktioniert.[114] Beim Laufen werden Glückshormone freigesetzt: Serotonin, das Kreativitätshormon ACTH und Endorphine.

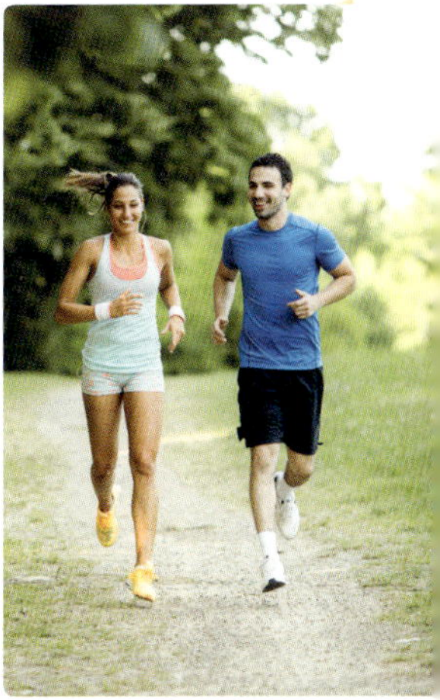

Auch das Springen auf einem Zimmertrampolin, das ich ganz neu für mich entdeckt habe, ist gut dafür geeignet.[115] Tram-

113 Vgl. Barbara Simonsohn: Chia-Power. Chiasamen zum Heilen und Genießen. Windpferd 2014, S. 149 ff.

114 Vgl. https://www.laufinstinkt.de/post/prof-dr-wildor-hollmann-laufinstinkt (Stand: 21.03.23)

115 Ich empfehle dafür ein Trampolin der Firma Bellicon.

polinspringen fördert die Koordination, die Flexibilität und das Vorausdenken. Das Stresshormon Cortisol sinkt, während der Testosteronspiegel steigt. Es verbessert die Beweglichkeit und die Balance und steigert die soziale Kompetenz sowie das Kommunikationsvermögen, da das Gehirn sich auf Dauer umstrukturiert. Und es macht Spaß!

Vielleicht nicht so spaßig, aber sinnvoll ist Gerätetraining. Regelmäßiger Kraftsport sollte so selbstverständlich sein wie Zähneputzen, weil wir ohne »Muskelhygiene« bis zum 70. Geburtstag rund 40 % unserer Muskelmasse verlieren, die wir in Bindegewebs- und Fettmasse umwandeln. Wer bis ins hohe Alter selbstständig leben möchte, kommt um Krafttraining nicht herum.

In meinen Augen geht es nicht nur um Langlebigkeit, sondern um eine hohe Lebensqualität im Alter. Mein Opa wurde 105 und starb nicht an einer Krankheit, sondern an Altersschwäche. Mein Vater ist mit seinen 103 Jahren geistig fit, lebt allein und versorgt sich selbst. Wann treffen wir uns im »Club der gesunden Hundertjährigen«?

Zur Autorin

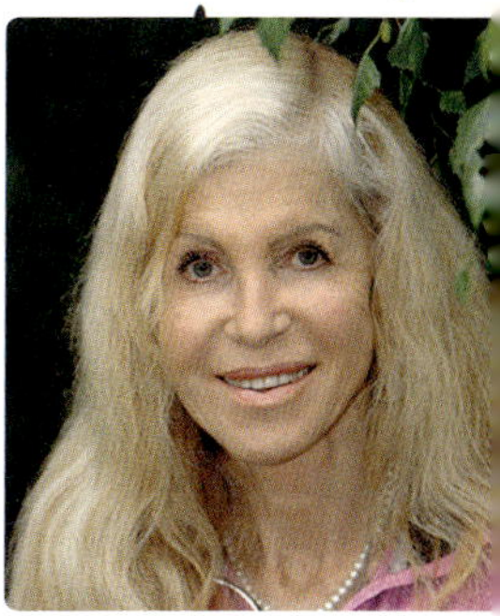

Barbara Simonsohn schreibt seit 1995 Bücher über ganzheitliche Gesundheit mit einer Gesamtauflage von bisher mehr als 550 000 Büchern. Ihre Website wird jährlich mehr als 300 000-mal besucht. Seit 1982 gibt sie Seminare im In- und Ausland, hauptsächlich über das authentische Reiki, über das sie zahlreiche Bücher geschrieben hat. Es handelt sich um eine Methode der Persönlichkeitsentwicklung und Aktivierung der Selbstheilungskräfte, für gesundes Selbstwertgefühl, mehr Resilienz und heitere Gelassenheit. Mehr als 11 600 Seminarteilnehmer und -teilnehmerinnen hat Barbara Simonsohn bislang unterrichtet. Sie gibt außerdem Seminare in Azidose-Therapie und -Massagen nach Dr. Renate Collier.

Barbara Simonsohn hat einen Sohn, Jahrgang 1988, und eine Tochter, Jahrgang 1994, sowie einen Enkel, Jahrgang 2019. Sie lebt mit ihrer Katze in einem Vorort von Hamburg. Dort hat sie auch einen Schrebergarten, den sie biologisch bewirtschaftet, und ein Beet im Permakulturgarten am Hamburger Volkspark. Regelmäßig ist Barbara Simonsohn im Bodho Zenshin in Madurai, Indien, wo sie meditiert und in einer Montessori-Schule für Waisenkinder ehrenamtlich als Englischlehrerin arbeitet.

Sie fördert außerdem Moringa-Projekte in Afrika und Bangladesch. Im Rahmen ihrer Entwicklungsarbeit in Haiti hat sie mit den dort ansässigen Frauen mehr als 250 Fruchtbäume gepflanzt und 65 Biogärten mit nachhaltiger Kompostbewirtschaftung angelegt. Über die Heilkraft von Tropenfrüchten, Ananas, Papaya, Gerstengrassaft, Stevia, Afa-Algen, Artemisia annua, Brennnessel, Löwenzahn, Chia, Baobab und Hanf hat sie Standard- oder Grundlagenwerke geschrieben. Ihre Bücher wurden in zahlreiche Sprachen übersetzt, und viele sind auch als E-Book erhältlich. Barbara Simonsohn schreibt Reisereportagen über ganz besondere Orte der Kraft.

Barbara Simonsohn hat in Hamburg eine monatliche Reiki-Gruppe, in der auch Anfänger willkommen sind. Zurzeit gibt sie in Hamburg und München Reikiseminare in allen sieben Graden – bei Bedarf gern auch an anderen Orten – und bildet Reikilehrer in den Stufen IIIB, VB und VIIB aus. Wer möchte, kann bei ihr eine telefonische Ernährungsberatung (35 Minuten für 50 €) oder eine Reiki-Fernbehandlung (1 Stunde für 25 €) buchen und natürlich auch eine Reiki-Direktbehandlung oder eine Ernährungsberatung direkt vor Ort erhalten. Erreichbar ist sie unter der **Telefonnummer 040-895338**. E-Mail-Anfragen beantwortet Barbara Simonsohn zeitnah: **info@barbara-simonsohn.de**.

Weitere Infos: **www.Barbara-Simonsohn.de**

Literatur

- Shubhashree Das, Rudra Narayan Sahoo und Bijaya bharati Sahoo: Pharmaceutico-analytical evaluation of sesame oil. Lambert Academic Publishing 2020
- Kolip, Petra: Sesam. = Kleine Gourmandise Nr. 40. Mandelbaum 2021
- Lad, Vasant und Frawley, David: Die Ayurveda Pflanzenheilkunde – Der Yoga der Heilkräuter. Windpferd 2011
- Lewis, Sara: Hummus – Köstliche Variationen mit der Kichererbse. Tosam 2019
- Makan, Chetna: Safran, Sesam, Sternanis – Verführerische Rezepte aus dem Orient. Christian 2016
- Rosenberg, Kerstin und Nasari, Tanuja: Ayurveda heilt – Ernährung als Medizin. Südwest 2015
- Ruth, Daniel: All you need to know about Sesame seed. Daniel Ruth (Selbstverlag) 2022
- Schwarz, Gabriela: Gesund mit Nüssen – Das Superfood für einen gesunden Darm und starke Gefäße. Herbig 2022
- Simonsohn, Barbara: Reiki – Innere Heilung und spirituelles Wachstum. Schirner 2018
- Simonsohn, Barbara: Azidose-Therapie – Wie Sie Ihren Körper natürlich entsäuern. Schirner 2018
- Simonsohn, Barbara: Brennnessel – das Wunderkraut für Gesundheit, Küche und Schönheit. Mankau 2022
- Simonsohn, Barbara: Chia – Fit und schlank mit der Powernahrung der Azteken. Mankau 2016
- Simonsohn, Barbara: Das authentische Reiki – Ganzheitlich heilen mit der ältesten Energiemedizin der Welt. Jim Humble 2018
- Simonsohn, Barbara: Die 5 »Tibeter« ganz einfach – Leichte Übungen für Vitalität, Gesundheit und Jugendlichkeit. Schirner 2020
- Simonsohn, Barbara: Löwenzahn – Wunderkraut für Resilienz und Lebenskraft. Mankau 2023
- Tomann, Teresa: 222 Yummy Sesame Seed Recipes – A Yummy Sesame Seed Cookbook for Your Gathering. Teresa Tomann (Selbstverlag) 2020
- Überall, Andrea: Tibetische Hausapotheke – Das Geheimnis lebenslanger Gesundheit. Oesch 2005
- Weber, Marlies: Trockenfrüchte und Nüsse – Powerfood zum gesunden Schlemmen. Südwest 1999

Bildnachweis

Bilder von der Bilddatenbank www.shutterstock.com

Schmuckelement: Sesamsamen # 573242410 (© cosmicanna)

S. 4: # 553766473 (© Ray Narodom), S. 7: # 478413610 (© ABCDstock), S. 12: # 60999937 (© Gurgen Bakhshetyan), S. 13: # 2128036982 (© Kristini), S. 16: # 1508195738 (© natthawut ngoensanthia), S. 19: # 1987056446 (© Anucha Duangsikaew), S. 24 # 1516973336 (© javi_indy), S. 29 # 2103877226 (© Prostock-studio), S. 33 # 1962849439 (© fizkes), S. 36 # 1818491870 (© Ground Picture), S. 43 # 656991070 (© Elena Schweitzer), S. 46 # 1106060462 (© oo3asy60lfoo), S. 49 # 683031934 (© Nila Newsom), S. 53 # 1136889170 (© Ground Picture), S. 57 # 1325242619 (© Bojsha), S. 59 # 1886879998 (© Ground Picture), S. 62 # 726264247 (© PattPaulStudio), S. 63 # 1518775010 (© myboys.me), S. 66 # 1897430086 (© PaeGAG), S. 68 # 136569977 (© Warut Prathaksithorn), S. 72 # 1031575897 (© Africa Studio), S. 73 # 1813553908 (© The KonG), S. 76 # 653481589 (© George Rudy), S. 77 # 2093499736 (© Doucefleur), S. 79 # 431039377 (© Ground Picture), S. 80 # 177319562 (© aslysun), S. 84 # 2165092975 (© Kmpzzz), S. 87 # 1444222010 (© fizkes), S. 88 # 1747515020 (© novak.elcic), S. 90 # 533100223 (© Kraipet Sritong), S. 93 # 1845308947 (© Olena Yakobchuk), S. 97 # 1189491070 (© Milenie), S. 98 # 1236550660 (© Dean Drobot), S. 100 # 1513578062 (© Pixel-Shot), S. 103 # 1418300360 (© MRAORAOR), S. 104 # 2112496487 (© Prostock-studio), S. 107 # 308794766 (© Amarita), S. 108 # 2237547193 (© New Africa), S. 111 # 1680924286 (© Svetlana Monyakova), S. 112 # 2171708701 (© Nadezhda K), S. 115 # 2249253357 (© New Africa), S. 117 # 589335773 (© Louno Morose), S. 119 # 2102814247 (© Tati Liberta), S. 120 # 1350087536 (© Dina Photo Stories), S. 122 # 332225372 (© Life morning), S. 124 # 1819292252 (© Vladislav Noseek), S. 127 # 618454769 (© lunamarina), S. 128 # 185426813 (© bozulek), S. 129 # 1869175582 (© Kabachki.photo), S. 132 # 101130862 (© mythja), S. 136 # 2071508990 (© Igor Normann), S. 137 # 2104174118 (© Caterina Trimarchi), S. 139 # 282130871 (© BGStock72)